JN112374

最新

医薬品業界大研究

医薬品業界研究会［編］

はじめに

世界の人々は、2020年の「出来事」を長く記憶に残すことになるだろう。新型コロナウイルスの席捲である。中国・武漢で発生したウイルス感染は次々と世界の国々に広がっていった。

各国の医薬品会社は、こぞってこの未知のウイルスが引き起こす肺炎の治療薬やワクチンの開発に注力している。大阪大学発のバイオ企業、アンジェスはタカラバイオと共同でワクチン開発に乗り出した。原薬は既に製造、動物実験を開始している。世界でも英グラクソ・スミスクライン、仏サノフィ、米ジョンソン・エンド・ジョンソンといった世界の製薬大手だけでなく、中堅企業やスタートアップも参入、開発競争が加速している。

一方、武田薬品工業は、競争相手でもある米国CSL Behringとこのたび、新型コロナウイルス感染症の治療薬となり得る血漿分画製剤の開発に関する提携契約を締結し、本提携にBiotest、BPL、LFB、Octapharmaの各社が参画するなど、国や企業の垣根を越えて取り組んでいる。医薬品産業が、人々の命を守っていく使命を持つからにほかならない。

医薬品の市場規模は世界で約１２０兆円を超えている。市場を牽引するのは米国で、断トツトップの地位は揺らいでいない。次いで中国、日本と続く。しかし、中国はその7～8割はジェネリック市場なので、新薬市場だけをみると日本は2位を維持している。日本の市場規模は約7兆円。加えて4兆円の付加価値を生み出す。内需が中心の産業構造となっている。そのため、伸び率はＧＤＰには連動することなく、薬価改定や医療制度改革に強い影響を受けているため近年、日本の医薬品市場の伸びは鈍い。

その背景にあるのは急速に進む少子高齢化による国民医療費の増大だ。その抑制のため政府は、薬価の引き下げやジェネリック医薬品へのシフト政策を打ち出してきた。

厳しい状況下において、打開策の1つが画期的な新薬の開発である。その後押しをするのがＩＴ（情報技術）やバイオ技術などの進化だ。また、遺伝子に介入して病気を治療する遺伝子治療や再生医療の研究も加速している。

医薬品はバイオ医薬品が主流になりつつある。世界の医薬品市場の25％以上を占めるまでになった。遺伝子組み換え技術や細胞培養技術を用い、分子量が大きく複雑な構造を持つたんぱく質などを活用しているので、副作用が限定的であり、製法が複雑でノウハウが必要となるため、ジェネリックの参入が難しいなどの利点があるが、製造設備や製造環境などで品質に差が生じる可能性があるため、大型の初期投資が必要である。

さらに医薬品大手は、最先端の技術シーズ（研究開発や新規事業創出を推進していく上で必要となる発明や能力、人材、設備など）を獲得するためにM&Aを活発化させている。2019年はスイスのロシュが米スパーク・セラピューティクスを買収した。日本でもアステラス製薬が米オーデンテス・セラピューティクス、旭化成は米ベロキシス・ファーマシューティカルズを買収している。米ファイザーは仏バイオベンチャー、ビベット・セラピューティクスの株式の一部を取得するなどの例がある。買収先の得意分野の技術を生かそうというものだ。

とはいえ、急速な技術革新に製薬大手の開発スピードは追いついていないのが現状だ。そこで、画期的な研究成果をもとに資金を集めて起業するスタートアップに目をつけて、買収及び連携する動きが急だ。

その目玉は、ウイルスなどを使って病気の原因を根本から治す「遺伝子治療技術」と「その関連技術」だと考えられている。前者は「ゲノム編集技術」「核酸医薬技術」などだ。後者は医療応用の可能性が広がっている希少疾患や難病に有望とされている。希少疾患は世界に7000近くあるが、患者数は少ないためこれまで開発が進んでいなかった。医療ニーズの高さから薬価も高く評価され、製薬会社にとっても収益が期待できる。

また、先端医療として再生医療分野にもスポットが当たっている。京都大学の山中伸弥教授が発見したiPS細胞も、いよいよ医療現場で使える日が近づいている。網膜難病の「加齢黄斑変性」は20年、理化学研究所から大日本住友製薬が主体となる企業による臨床試験に移行する。同社は22年にも厚生労働省から製造販売承認を取得する方向だ。

次の課題はアルツハイマー病だ。認知症の6割以上を占めるが、有効な治療薬はほとんどない。そんな状況を変える可能性も出てきた。米バイオベンチャーとエーザイの開発チームが開発した抗体医薬が19年、国際学会で認知機能低下スピードを2割、生活機能の低下を4割抑える効果を証明した。実用化に向けて期待が高まる。

このように医薬の成長分野を巡る開発競争が激しさを増す医薬品業界から、目が離せない。

医薬品業界研究会

目次

Chapter 0

新型コロナウイルス感染症（COVID-19）

Chapter 1

医薬品産業の概況と制度

Chapter 2

日本の医薬品メーカー

Chapter 3

先進医薬品の最前線

Chapter 4

医薬品卸と小売業

Chapter 5

世界の医薬品産業

Chapter 6

医療機器の進展

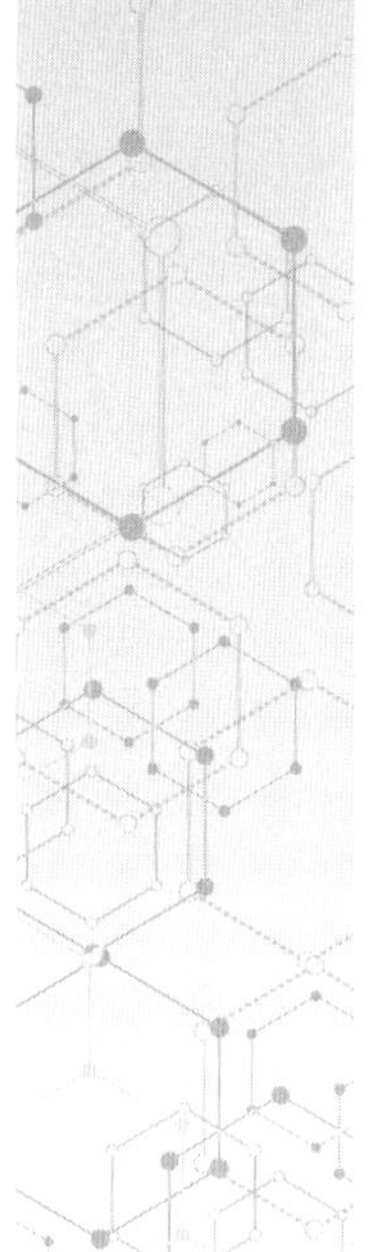

Chapter 7

医薬品業界最新トピックス

Chapter 8

医薬品業界の待遇と働き方

取材・執筆：㈱うーの
カバーデザイン：内山絵美（㈲釣巻デザイン室）
本文デザイン：白石知美（㈱システムタンク）

Chapter 0

新型コロナウイルス感染症（COVID－19）

1 未曽有の感染症

人類とウイルスの攻防

2019年末に中国・武漢で初めて確認された新型コロナウイルス。その後、韓国、日本、東南アジア諸国へ、続いてヨーロッパ、アメリカと感染が広がり、オセアニア、南米、そしてアフリカへと全世界を席巻するパンデミック（世界的大流行）となっている。世界で患者は約412万人、死者約28万人（20年5月11日末現在）にも及んでいる。

未知のウイルスだけに、その正体が明確になっておらず、潜伏期間や、感染経路（接触・飛沫）、その症状など確認作業をしながら、手探りの治療が続いている。

コロナウイルスはごくありふれたウイルスで、ヒトが日常的にかかる風邪の10～15％はコロナウイルスによるものだ。一方、新型コロナウイルスのように重症肺炎の原因になるウイルスもある。

感染者が大勢亡くなったコロナウイルスはこれまで3回出現している。03年のSARS（重症急性呼吸器症候群）、次いで12年のMERS（中東呼吸器症候群）、そして今回である。

コロナウイルスではないが、20世紀最大のウイルス感染被害は1918～20年の「スペインかぜ」だろう。全世界で患者数約6億人、2000～4000万人が死亡したとされている。後年の再検討によって、スペインかぜはヒトにおけるA型インフルエンザウイルスによるものだと判明している。

日本では内務省衛生局が、スペインかぜによる患者数を報告している。1918年8月～19年7月までの第一波の流行では患者数２１１６万８３９８人、死亡者数25万７３６３人、対患者死亡率１・22％。19年８月〜20年７月までの第二波では、患者数２４１万２０９７人、死亡者数12万７６６６名、対患者死亡率５・29％だった。当時、日本の総人口が５６６６万７３２８人（日本帝国人口動態統計、１９１９）であるから、第一波の流行では全国民の37・３％がスペインかぜに罹患したことによる。

当時はグローバル社会ではなかったが、第一次世界大戦中だった。米国北西部で発症したのち、米軍とともに欧州諸国に広まった。その感染力がすさまじく強いこともあるが、医療体制も十分整備されていたわけではなかった。

ウイルスの歴史は非常に長い。遺伝子の変異から先祖を探っていくと、共通の祖先は紀元前までにさかのぼるという。以来、姿を変えてコウモリや鳥など動物の体に潜り込んで、子孫を残してきた。

人類にとって唯一の天敵が病原性の微生物で、特にウイルスは難敵だ。ヒトとウイルスの攻防はずっと続いている。いまだ敗北しているのはラッサ熱。

コロナウイルスの種類

コロナウイルス科(オルソ)コロナウイルス亜科

アルファコロナウイルス属	・ヒトコロウイルス229E(風邪)・ブタ伝染性胃腸炎ウイルス(胃腸炎) ・イヌコロナウイルス(腸炎)・ブタ流行性下痢ウイルス(胃腸炎) ・コウモリコロナウイルスHKU6(不明)・ネコ伝染性腹膜炎ウイルス(致死性血管炎) ・ヒトコロナウイルスNL63(風邪)
ベータコロナウイルス属	・SARSコロナウイルス(肺炎)・MERSコロナウイルス(肺炎) ・2019新型コロナウイルス(肺炎)・ウマコロナウイルス(腸炎) ・ヒトコロナウイルスHKU1(風邪)・ヒトコロウイルスOC43(風邪) ・マウス肝炎ウイルス(肝炎)・ウシコロナウイルス(腸炎) ・イヌ呼吸器コロナウイルス(風邪)・コウモリコロナウイルスHKU4(不明)
ガンマコロナウイルス属	・ニワトリ伝染性気管支炎ウイルス(気管支炎)・シロイルカコロナウイルス(不明)
デルタコロナウイルス属	・ブタデルタコロナウイルス(胃腸炎)・コウモリコロナウイルスHKU16(不明)

逆に制圧した例では天然痘がある。

現在、手強い新型コロナウイルス感染症に対して、最新の科学技術と豊富な知見を駆使して、世界の医薬品メーカーが立ち向かっている。一刻も早い終息を願う世界中の人々の期待が高い。

ウイルスの基礎知識

■ウイルスの増殖
ウイルスは細菌などと違って分裂せず、病原体単独で、細胞の外でも増殖しない。生きた細胞の助けを借りて増殖する。

■ウイルスの大きさ
ウイルスは微生物の中でももっとも小さく、100nm（0・1㎛）。ちなみに細菌は1㎛。

■ウイルスの性状
ウイルスはエンベロープ（脂質と糖たんぱく質から構成される膜）を持つものと、持たないものが存在する。エンベロープのあるウイルスには、コロナウイルス、ヘルペスウイルス、インフルエンザウイルスなどがある。エンベロープのないウイルスにはノロウイルスやロタウイルスがある。

エンベロープのあるウイルスはエタノール（アルコール）などの有機触媒に溶ける性質があるので、ウイルスが死滅し、感染はしない。

■細胞への感染方法
ウイルスは自身の表面にある「鍵」を、細胞の表面にある「鍵穴」にはめて細胞に吸着・侵入する（感染する）。

ちなみにコロナウイルスの名前は、ウイルス粒子表面の「突起」が太陽の「コロナ（王冠）」に見えるという理由でつけられた。

2 有力な治療薬は

既存薬の転用に注力

新型ウイルスコロナ感染症を治療する薬は、現時点で効果が科学的に確認されたものはない。新薬となると開発するには相当な時間がかかる。世界に蔓延している現状では、時間的な猶予はない。

そこで、各国の医療機関は既存の薬物で効果が期待できると考えられるいくつかの治療薬を、患者に投与し、観察研究や臨床試験を行っている。世界中で少なくとも１００件余の臨床試験が進行している。

そのなかで有力候補に挙がっているのは、抗インフルエンザウイルス薬「アビガン」、エボラ出血熱治療薬「レムデシビル」、抗ＨＩＶ薬「カレトラ」、喘息治療薬「オルベスコ」、皮膚・全身エリテマトーデス治療薬「プラニケル」、膵炎治療薬「フサン」、駆虫剤「イベルメクチン」、抗リウマチ薬の「アクテムラ」などだ。

一方、新規開発ではSARS-CoV-2を標的とする抗体医薬や核酸医薬が中心。国内では武田薬品工業がSARS-CoV-2に対する免疫グロブリン製剤「TAK-888」の開発を始めた。完成すれば感染予防の薬としての使用も期待できるという。

アビガン（富士フイルム富山化学）

アビガンは新型インフルエンザの治療薬として、２０１４年3月に日本で製造販売が承認された。新型インフルエンザが発生した場合でしか使用できないため、市場には流通していない。

この薬剤はインフルエンザウイルスの遺伝子複製酵素であるRNAポリメラーゼを阻害することで、ウイルスの増殖を抑制する。新型コロナウイルスも同じRNAウイルスであることから、効果を示す可能性があると期待されている。

実際、中国で試されて一定の効果が裏づけられた。日本では3月末、第Ⅲ相臨床試験が始まった。重篤ではない肺炎に効果が見込まれることを検証。5月初め、政府は月内の製造販売承認を指示した。

ただし、副作用がある。動物実験で催奇形性が確認されている。よって妊婦や妊娠している可能性がある人には使うことはできない。妊娠の可能性のある場合は、男女ともに避妊を確実に行う必要がある。また、肝機能検査異常、尿酸値上昇、消化器官症状、精神症状の発生も報告されている。

世界80カ国から要望されていることもあって、富士フイルム富山化学は増産に着手。9月には月産30万人分を生産できる見込み。

アビガンの原料でもあるマロン酸ジエチルを国内で唯一生産しているデンカは、日本政府の要請を受けて20年5月から、同社青海工場（新潟県）で本格稼働する。

日本初の薬剤だけに、国内の供給体制も比較的容易に構築できると考えられる。

レムデシビル（米ギリアド・サイエンシズ）

もとはといえばエボラ出血熱治療薬として開発された抗ウイルス薬。コロナウイルスを含む一本鎖RNAウイルスに対して抗ウイルス活性を示すことが明らかになっている。

ギリアド・サイエンシズは4月29日、新型コロナウイルス感染症の重症入院患者を対象とした抗ウイルス薬「レムデシビル」の第Ⅲ相試験で、患者の半数以上で臨床症状の改善を示す速報結果を発表した。臨床試験結果でレムデシビルの有効性が示されるのは初の事例となる。レムデシビルの5日間投与群と10日間投与群で同程度の有効性が確認されており、治療期間の短縮につながる可能性もあるという。

第Ⅲ相試験では日本を含めた世界各国180施設

で重症患者に対するレムデシビル静脈内投与の有効性・安全性を検討してきた。同試験と並行して実施されている医師主導治験では、レムデシビル10日間投与による有効性が検討されているが、ギリアドでは最適な投与期間を確認するため、10日間の投与期間を5日間に短縮した場合に同等の有効性が得られるかを評価した。

同日、米国立衛生研究所（ＮＩＨ）は「レムデシビル」の大規模臨床試験の結果を発表した。治験は米国。欧州、アジアの感染者１０６３人を対象に行われた。グループを２つに分けレムデシビルと、薬の成分を含まない偽薬を注射して効果を比べた。偽薬の人たちは回復まで平均15日かかったのに対し、レムデシビルを投与した人たちは平均11日と31％短かった。死亡率も11・6％、８・０％とレムデシビルの人たちのほうが低かったという。

一方、英国医学誌に発表された中国湖北省の研究では、レムデシビルと偽薬の比較試験では、統計的に意味のある効果は得られなかったと報告されている。

その結果、米食品医薬品局（ＦＤＡ）は、新型コロナ治療用として緊急時の使用許可を承認した。これを受けて、日本でも「特例承認」の手続きに入り、5月に承認された。

緊急時の使用許可は、政府が公衆衛生の緊急事態を宣言したときに、ほかに手段がない場合に限り、未承認や承認外の薬や検査でも一定の条件下で使用を認める米国の制度。通常の薬事承認と異なり、一時的なものだ。

日本の特例承認は、国民の健康に重大な影響を与える恐れがある病気の蔓延を防ぐために必要で、日本と同水準の承認制度がある国で販売されるなどした医薬品が対象。審査手続きが簡略化され、早ければ１週間程度で薬事承認が可能とされる。

カレトラ（米アッヴィ）

カレトラはＨＩＶ感染症の治療薬として、日本では２０００年に承認された。In vitro（試験管内）や動物モデル使った研究でＭＥＲＳへの有効性が示されており、新型コロナウイルスに対してもバーチャルスクリーニングで有効である可能性が示唆された。

中国を中心に臨床試験が行われたが、同国研究グループは、カレトラを投与しない群と比べて臨床的な改善までの時間に差はなかったと発表した。

アクテムラ（中外製薬・ロシュ）

アクテムラは中外製薬が創製したIL-6を阻害する抗体医薬品で、関節リウマチなどの治療薬として使用されている。新型コロナウイルス感染症が重症化する要因として過剰な免疫応答にあるとし、それに関与している物質がIL-6ということから、治療効果に期待をかけた。

そこでロシュは20年4月から、「アクテムラ」の第Ⅲ相臨床試験を米国、カナダ、欧州などで開始した。日本では中外製薬がまもなく治験を開始し、年内の申請を目指している。

オルベスコ（帝人ファーマ）

日本では07年に気管支喘息治療薬として承認された吸入ステロイド薬。国立感染症研究所による実験で強いウイルス活性を持つことがわかった。実際に患者に投与したところ肺炎が改善した症例も報告されている。国内では国立国際医療研究センターなどで臨床研究が始まった。

フサン（日医工）

フサンは膵炎治療薬で30年近く使われてきた。特許が切れたことで現在は日医工や富士製薬工業が注射薬として製造。MERSが流行したときに感染予防効果が報告されていることから、東京大学医科学研究所が、新型コロナウイルスの治療薬候補として投与。その結果、感染を阻止する可能性を突き止めたと発表した。長年の使用で安全性のデータが十分あるなどメリットは大きい。

3 感染予防のワクチンは

ワクチン開発の可能性

ウイルス感染を予防する有効なワクチンが開発されれば、社会的な感染の広がりが抑えられる。経済活動にも障害は少ない。世界中で新型コロナウイルスのワクチン開発は順調にいくのだろうか。

ワクチンの開発は通常長い時間と巨額の資金がかかる。そのため二の足を踏む製薬メーカーもあるほどだ。

新型コロナウイルスでは、世界各国がバックアップしているので、開発スピードは上がると見込まれている。通常何年にも及ぶ臨床試験も、特例として短期間で終える可能性もある。その後米国、ＥＵ、日本から承認を受ける必要があり、ワクチンを大量生産することも求められるので、実際の医療現場で採用するにはハードルは高いようだ。

従来は病原性をなくしたり、弱めたりしたウイルスを使う不活化ワクチンや生ワクチンなどが主な手法だった。ところがこれらは生きたウイルスを実験室で扱うので、ＷＨＯが定める施設基準「バイオ・セーフティー」で、エボラウイルスなどの「４」に次ぐ、「３」の施設が必要になる。この環境で大量のウイルスを増やすのは難しい。また開発まで時間がかかる。

新型コロナウイルスの場合、時間的な余裕はない。そこで研究開発の主流は、ウイルスそのものを使わず、ウイルスのＤＮＡ情報を使って生成するＤＮＡワクチンだ。安全性が高く、生産にかかるコストも低く抑えられる。

一番早いのは血中に含まれる遺伝子の一種「メッセンジャーＲＮＡ」を使ったワクチンと考えられ、米国では既に治験に入っている。欧米でワクチン開発が成功しても、日本に供給される１００％の保証はない。日本は自国でワクチンを持っておきたい。日本での開発状況を紹介する。

アンジェスと大阪大学

アンジェスと大阪大学はウイルスのＤＮＡの一部を接種する「ＤＮＡワクチン」、ウイルスの殻を再現した粒子「ＶＬＰ」を使う手法、ウイルスそのものを使う「不活化ワクチン」と3つの計画を進めている。

DNAワクチンの開発には、まず新型コロナウイルス（SARS-CoV-2）のゲノム配列に基づいて、Ｓ（スパイク）たんぱく質の遺伝子を導入したプラスミドＤＮＡを設計する。それを産生する組み換え大腸菌を確立し、非臨床試験に使えるＤＮＡワクチンの原液は、既にタカラバイオが製造している。平行してプラスミドＤＮＡの安全性や有効性を評価するために、マウスに投与を始めた。そこで、感染を防御する抗体の量や抗体価（強さ）が上がるかどうか評価する。治験で人に投与できるまで半年程度を見込んでいる。年内に結果が出て安全性と効果が確かめられれば、21年には国民に提供できる可能性はある。

ＶＬＰは新型コロナウイルスの遺伝子を、ウイルスを昆虫の細胞に感染させて作る。そのＶＬＰをマウスに投与し、抗体の活性を評価する。その期間は2～3カ月。治験開始まで3年程度かかるといわれている。

不活化ワクチンは、培養細胞でウイルス感染を繰り返し、ウイルスが増殖する条件を探す。このプロセスに時間がかかる。こちらも治験開始まで3年かかる。

塩野義製薬

感染症を重点分野と位置づける同社は、これまでも季節性のコロナウイルスに対する創薬研究を行ってきた。新型コロナウイルスに関する治療薬は北海道大学人獣共通感染症リサーチセンターと共同研究を始めている。

一方、ワクチンは日本医療研究開発機構（AMED）の支援を受けて、国立感染症インフルエンザウイルス研究センターと共同で開発に着手。塩野義子会社のUMNファーマが持つ「BEVS」と呼ばれる技術を活用した抗原の作製を進めている。ウイルスの遺伝子情報をもとに、昆虫など節足動物にのみ感染する「バキュロウイルス」の遺伝子を組み換えて昆虫細胞に感染させ、たんぱく抗原を作製、増えた細胞からワクチンを作る。

製造時間が約8週間と短期間なため、大量に作りやすい。20年内の臨床試験開始に向けて厚生労働省などと調整している。

NEC

新型コロナウイルスのワクチン開発に向けて独自のAIを活用、その設計技術を開発した。19年7月に買収したノルウェーのソフトウェア企業「オンコイミュニティ」の研究開発基盤を活用した。同社がワクチンの設計図を作り、その後ワクチン製造能力のある製薬企業と共同開発を進める計画だ。公開されている新型コロナウイルスの数千種類のゲノムデータを参照した。そこで遺伝子のアミノ酸配列のなかから、ワクチンのターゲットしてAIで免疫活性が高いと思われるエピトープ（アミノ酸配列）の部位を複数特定した。

NECは19年5月から創薬事業に本格参入した。癌患者から採取した検体について、AIを使って癌の目印となる癌抗原を突き止め、患者ごとに異なる個別化ネオアンチゲンワクチンの開発に乗り出している。

同社は今後、ワクチンの研究開発を手がける製薬メーカーと協業し、新型コロナウイルスワクチンの抗原の選定に、今回のAIによる予測技術を活用したい考えだ。

4 コロナ検査キット

タカラバイオ

新型コロナウイルス感染の有無が1時間以内で分かるPCR検査キットを20年5月1日、発売した。同検査は通常、検体に含まれるウイルスの遺伝子配列を専用の機器で増やして検出することで感染の有無を判定する。すべての工程で2時間以上の時間がかかっていた。

同キットは検体中に含まれるたんぱく質などの反応阻害物質に影響されず、ウイルスの遺伝子を正確に検出するため、大幅なスピードアップを実現させた。中国・大連の同社工場で、月2万キットの製造を予定している。

島津製作所

同社の「新型コロナウイルス遺伝子検出試薬キット」が4月20日、国内で販売を開始した。現状の遺伝子増幅法（PCR法）による新型コロナウイルスの検出では、鼻咽頭拭い液などの試料（検体）からRNAを抽出して精製する煩雑な作業が必要。これが多数の試料を迅速に検査する際の妨げになってきた。

同キットはRNAの抽出・精製工程が省けるため、検査に要する人手を大幅に削減できる。2時間以上かかっていたPCR検査の全工程を従来の半分である約1時間に短縮できる。また、手作業を行わずにすむため、人為的なミスの防止にもつながる。

セルスペクト

医療関連スタートアップのセルスペクトは、新型コロナウイルス感染者の血液中に含まれる抗体を測定するキット「クオリサーチ」を開発した。まずは酵素免疫測定法（ＥＬＩＳＡ法）を採用した研究者向けのキットを発売する。その後体外診断薬としての承認をめざす。同法のキットは10種類の試薬と検体を反応させるくぼみが96カ所ある専用の「ウエル」で構成し、一度に96人分を検査できる。検体と試薬を反応させて2時間ほど経過すると、新型コロナに感染した検体は無色から青色を経て、黄色に変わる。キットの試薬は国内生産しているので、安定して供給できるのが強みだ。

富士レビオ

新型コロナウイルスを患者の検定から15～30分で検出する「抗原検査」キットが5月13日、薬事承認された。開発したのは富士レビオ。

抗原検査はインフルエンザ検査でも広く使われている。ウイルスに特徴的なたんぱく質（抗原）を狙ってくっつく物質を使い、患者の検体に含まれるウイルスを発見する。病院で鼻の奥の粘液を取れば、その場で調べられる。ただし、現状のＰＣＲ検査よりも精度がやや落ちる。そのため、陰性が出た場合は、念のためのＰＣＲ検査を実施する見通しだ。

シミックホールディングス

シミックホールディングスは、新型コロナウイルスの抗体検査キットの発売を開始した。指先から採血できる数滴の血液で、最短3分でウイルスに対する抗体の有無を判定できる。米アルファ・サイエンティフィック・デザインが開発したイムノクロマト法の簡易検査キットで、感染の初期段階で生成される「ＩｇＭ抗体」、免疫獲得後に増える「ＩｇＧ抗体」の両方を検出できる。血液滴下部と検査部分が防汚カバーで覆われ、感染リスクを低減できることも特徴。

Chapter 1

医薬品産業の概況と制度

1 医薬品産業の使命と役割

研究開発型のハイリスク・ハイリターンビジネス

医薬品とは何か。薬事法第二条で、以下のように定義している。

1．日本薬局方に収められている物

2．人又は動物の疾病の診断、治療又は予防に使用されることが目的とされている物であって、機械器具、歯科材料、医療用品及び衛生用品（以下「機械器具等」という。）でないもの（医薬部外品を除く。）

3．人又は動物の身体の構造又は機能に影響を及ぼすことが目的とされている物であって、機械器具等でないもの（医薬部外品及び化粧品を除く。）

日本薬局方とは、医薬品の性状及び品質の適正を図るため、厚生労働大臣が薬事・食品衛生審議会の意見を聴いて定めた医薬品の規格基準書で、通則、生薬総則、製剤総則、一般試験法、医薬品の各条から成る。医薬品の項には、国内でよく使われている医薬品が収載されている。初版は1886（明治19）年に公布され、後に改定が重ねられて、現在では第17改正日本薬局方が公示されている。

定義のなかでもっとも一般的なのは「人又は動物の疾病の診断、治療又は予防に使用されることが目的とされている物」だろう。人または動物の疾病の診断、治療または予防—する商品を創造し、提供する。社会が医薬品業界に求めることは、とりもなおさず業界最大の目的となる。商品開発＝社会貢献であり、常に生命と向き合うことから、社会の注目が集まる研究開発型産業の代表といえる。

一方、医薬品はハイリスク・ハイリターン産業でもある。医薬品産業は大別すると大意では化学産業に属するが、化学メーカーの多くが大規模な工場で川下の産業に渡る中間物を大量生産するのに対し、医薬品メーカーはダイレクトに消費者に渡る他品種の最終物を少量生産する。そして、作り出したオリジナリティあふれる高付加価値商品は生命に直接、影響を与え、人々の暮らしを激変させる。画期的新薬ならば世界中が市場となり、高収益をもたらす。江戸時代、庶民から「薬九層倍」と暴利を得ているかのように揶揄されたが、収益性の高さは群を抜いている。

しかし、リスクもまた群を抜いて大きい。「成功率一万分の一」といわれるように、そもそも画期的な新薬を開発できるかどうか未知数であるが、新薬開発は医薬品メーカーにとって浮沈のカギを握っている。かつてどこにもなかったような新薬を市場に送り出すには莫大な費用と時間がかかる。それも、海外のメジャー製薬メーカーが合併を進め、巨大化して、莫大な開発費を投入している現代、新薬開発競争は、以前にも増して厳しいものになってきた。かつて「1000億円」といわれていた新薬開発は今は昔、現在は「3000億円かけても万にひとつ」といわれるほどである。

すべてのプロセスをクリアして上市したとしても、副作用が発見されて販売中止になったり、訴訟問題に発展したりすることもある。企業そのものの存続が危うくなるかもしれない。医薬品メーカー各社は、このような環境のなかで接戦を続けている。

薬事法から薬機法へ

13年に改正薬事法が交付された。改正後の名称を「医薬品、医療機器等の品質、有効性及び安全性の確保等に関する法律」（以下、薬機法）と変更された。附則で施行後5年を目途とする見直しの検討規定が置かれた。

改正法案は19年12月4日、交付された。改正法の概要は次の通り。

1　医薬品、医療機器をより安全・迅速・効率的に

提供するための開発から市販後までの制度改善
①先駆け審査指定制度の法制化
世界に先駆けて開発された早期の治験段階で著明な有効性が見込まれる医薬品等を指定し、優先審査の対象とする仕組み
②条件付き早期承認制度の法制化
患者数が少ない等により治験に長期間を要する医薬品等を一定の有効性・安全性を前提に、条件付きで早期に承認する仕組み
③最終的な製品の有効性、安全性に影響を及ぼさない医薬品等の製造方法等の変更について、事前に厚生労働大臣が確認した計画に沿って変更する場合に、承認制から届出制に見直し
④継続的な改善・改良が行われる医療機器の特性やＡＩ等による技術革新等に適切に対応する医療機器の承認制度の導入
⑤適正使用の最新情報を医療現場に速やかに提供するため、添付文書の電子的な方法による提供の原則化
⑥トレーサビリティ向上のため、医薬品等の包装等へのバーコード等の表示の義務付け

2　住み慣れた地域で患者が安心して医薬品を使うことができるようにするための薬剤師・薬局のあり方の見直し

3　信頼確保のための法律遵守体制等の整備
①薬機法の許可等業者に対する法令遵守体制の整備の義務付け②虚偽・誇大広告による医薬品等の販売に対する課徴金制度の創設③国内未承認の医薬品等の輸入に係る確認制度の法制化等

特に禁止される誇大広告の主体は限定されず、製造業者や販売業者だけでなく、広告を掲載するメディアも違反対象となる。違反した場合、２年以下の懲役または２００万円以下の罰金が課される。

また、健康食品は薬機法上の定義がなく、一般食品と同じ扱いになるので、効果効能を標榜した広告をして販売すると法律上は、医薬品とみなされる。結果、無免許での医薬品販売のみならず、未承認の医薬品広告を禁止する第68条違反となる。罰則も、２年以下の懲役または２００万円以下の罰金が課される。

平均寿命の国際比較

（単位：年）

国名	作成基礎機関	男	女
日本	2018 ＊	81.25	87.32
アメリカ合衆国	2016 ＊	76.1	81.1
ブラジル	2017 ＊	72.5	79.6
中国	2015 ＊	73.64	79.43
韓国	2017 ＊	79.7	85.7
タイ	2017 ＊	72.0	78.8
デンマーク	2017-2018 ＊	79.0	82.9
ドイツ	2015-2017 ＊	78.36	83.18
イタリア	2017 ＊	80.584	84.923
オランダ	2017 ＊	80.1	83.3
スウェーデン	2018 ＊	80.78	84.25
スイス	2017 ＊	81.4	85.4
イギリス	2015-2017 ＊	79.18	82.86

参考：香港（Hong Kong）の平均寿命は 2018 年＊で、男が 82.17 年、女が 87.56 年である。（人口 739 万人）
資料：国連「Demographic Yearbook 2017」。
ただし、＊印は平均寿命が当該政府の資料によるものである。
注：人口は年央推計人口で、2017 年の値である（アメリカ合衆国は 2016 年、パキスタンは 2015 年、ロシアは 2013 年）。
ただし、日本は平成 30 年 10 月 1 日現在日本人推計人口である。

2 医薬品の市場規模

医薬品の国内生産額は約7兆円

医薬品は、医療機関で医師が患者に投与または処方する医療用医薬品と一般の人が薬局などで直接購入する一般用医薬品に大別される。

厚生労働省の「薬事工業生産動態統計年報」によると、2018年の医薬品最終品の国内での生産額は6兆9077億円で前年比2・8%、金額にして約1864億円増となった。過去10年の推移をみると、09年が3・0%増、10年が0・6%減、11年が3・1%増で、薬価改定がなかった奇数年はプラス成長、薬価改定があった偶数年はマイナス成長という図式がくっきりしていた。その図式が崩れてきた13年以降は15年を除いてマイナス成長となっていたが、17年以降はプラス成長へと転じている。

薬事工業生産動態統計では、一般用医薬品と配置用家庭薬を「その他の医薬品」としてまとめているが、全生産額の内訳は、医療用医薬品が6兆1725億円で前年比2・7%増、その他の医薬品が7351億円で同3・0%増だった。その他の医薬品のうち、一般用医薬品は7209億円で3・0%増、配置用家庭薬が142億円で前年を0・3%下回った。医療用医薬品の構成比はこの10年、89~91%前後で推移している。

日本の医薬品は、2年に一度の薬価改定によって引き下げられてきたが、21年度には毎年改定となる。

このため日本の医薬品市場はマイナス成長となり、10年で約3倍の成長を続ける世界市場のなかでシェアを下げている。

3 日本の製薬産業分布図

医薬品メーカーは3種類に大別

薬の町、大阪道修町は豊臣秀吉の大阪城築城の頃にはすでに形成されており、17世紀には100軒以上の薬種商が並んでいたといわれる。それから約400年、日本の医薬企業は現在、外資も含めて約1700もの企業がひしめき合い、売上ベースでおよそ10兆円規模のマーケットでしのぎを削っている。

医薬品企業は、病院で投与する画期的新薬の開発を最大の目的とする医療用医薬品メーカーと、一般消費者に直接、薬を提供する一般用医薬品（大衆薬）メーカー、後発品を開発するジェネリックメーカーに大別される。医療用医薬品の売上高が全体の9割を占めるため、医療用医薬品メーカーの動向を示すことが多いが、日本の医薬品企業のほとんどは、歴史が古く日本人の生活に根づいている良薬、あるいは大手からバルク（医薬品原料）提供を受けて加工のみを行う小規模な単品メーカーで構成される。

薬事工業生産動態統計によると、18年の医薬品製造所は1672カ所。99人以下の事業所が1372カ所で、全体の82・1％を占め、300人以上の事業所は全体の4・4％の73カ所にすぎない。

1カ月の生産規模別にみても、1億円未満の製造所が1348カ所で、事業所数では81％を占めるものの、生産金額では全体の2・8％。一方、1億円以上の事業所数では325所で全体の19％だが、生産金額は全体の97・2％に及ぶ。

医薬品業界の関連団体

政治や社会情勢に影響され、提供する商品が生命に関連するときに、医薬品業界の企業は業態別あるいは地域別に様々な団体を組織して、的確かつ迅速に対応できるよう努めている。品質管理や安全性について情報提供を怠らず、世界中にアンテナを張り巡らせて最新情報を収集し、問題が起こったときは一致団結して解決に当たる。業界団体は一企業の枠を超えて、高い倫理観のもとに活動している。

もちろん医薬品の分類別や疾病別、技術革新の分野別などによっても、委員会やワーキンググループが組織される。学術的な探求はもとより、どう社会にコミットさせるか、世界的にどう調整するかなど、微妙な検討も重ねている。

医薬品業界関連組織

厚生労働省	http://www.mhlw.go.jp/
日本製薬工業協会	http://www.jpma.or.jp/
日本 OTC 医薬品協会	http://www.jsmi.jp/
日本ジェネリック製薬協会	http://www.jga.gr.jp/
日本家庭薬協会	http://www.hmaj.com/
日本医薬品直販メーカー協議会	http://www.jdspa.jp/
全国配置薬協会	http://www.zenhaikyo.com/
日本漢方生薬製剤協会	http://www.nikkankyo.org/
医療品製剤受託協会	http://jyutakukyo.jp/
ＭＲ認定センター	http://www.mre.or.jp/
日本医薬品卸売業連合会	http://www.jpwa.or.jp/
日本チェーンドラッグストア協会	http://www.jacds.gr.jp/
日本医療機器産業連合会	http://www.jfmda.gr.jp/
医薬品医療機器総合機構	http://www.pmda.go.jp/
日本製薬団体連合会	http://www.fpmaj.gr.jp/
医薬品 PL センター	http://www.fpmaj.gr.jp/PL/pl_idx.htm
日本医師会	http://www.med.or.jp/
日本薬剤師会	http://www.nichiyaku.or.jp/
日本医薬情報センター	http://www.japic.or.jp/

4 増え続ける国民医療費

医療費は年間42兆円余り

医薬品産業は衆目にさらされ、政治の影響を受けやすいと先に述べた。最先端でありながら国民生活に直結するライフサイエンスであるため、価格＝薬価は統制され、近年の市場規模がほぼ横ばいで推移していることも述べた。

なぜこのような政策を採らなければならないのか。国の財政が困窮しており、その主たる理由が増え続ける医療費とされているからだ。日本は急速な高齢社会の到来によって、支出のバランスを著しく欠いた。

そのため、かつて国民経済を支えた皆保険制度をはじめ、老人医療費の国庫負担、介護保険などの医療制度がネックとなり、朝令暮改の改革が繰り広げられることになったのである。

国の財政に対する医療費の度合いを示すため、厚生労働省は統計資料を公表している。もっとも一般的なのは「国民医療費」だが、これが前々年度の数値をまとめているのに対し、「医療費の動向」は前年の医療費を「概算医療費」として公表している。算入する範囲が異なるため、両者の数値には若干の違いがある。

国民医療費は18年度、42兆6000億円。その約6割を65歳以上が占めている。毎年のように医療費は増加。16年度になって、政府の医療費抑制政策が若干成果をみせ、前年度よりも減少したが、17年度になり再び増加、18年度は前年度に比べ0・8％（約0・3兆円）の増加となった。

主なOECD諸国の総医療費の状況（2018）

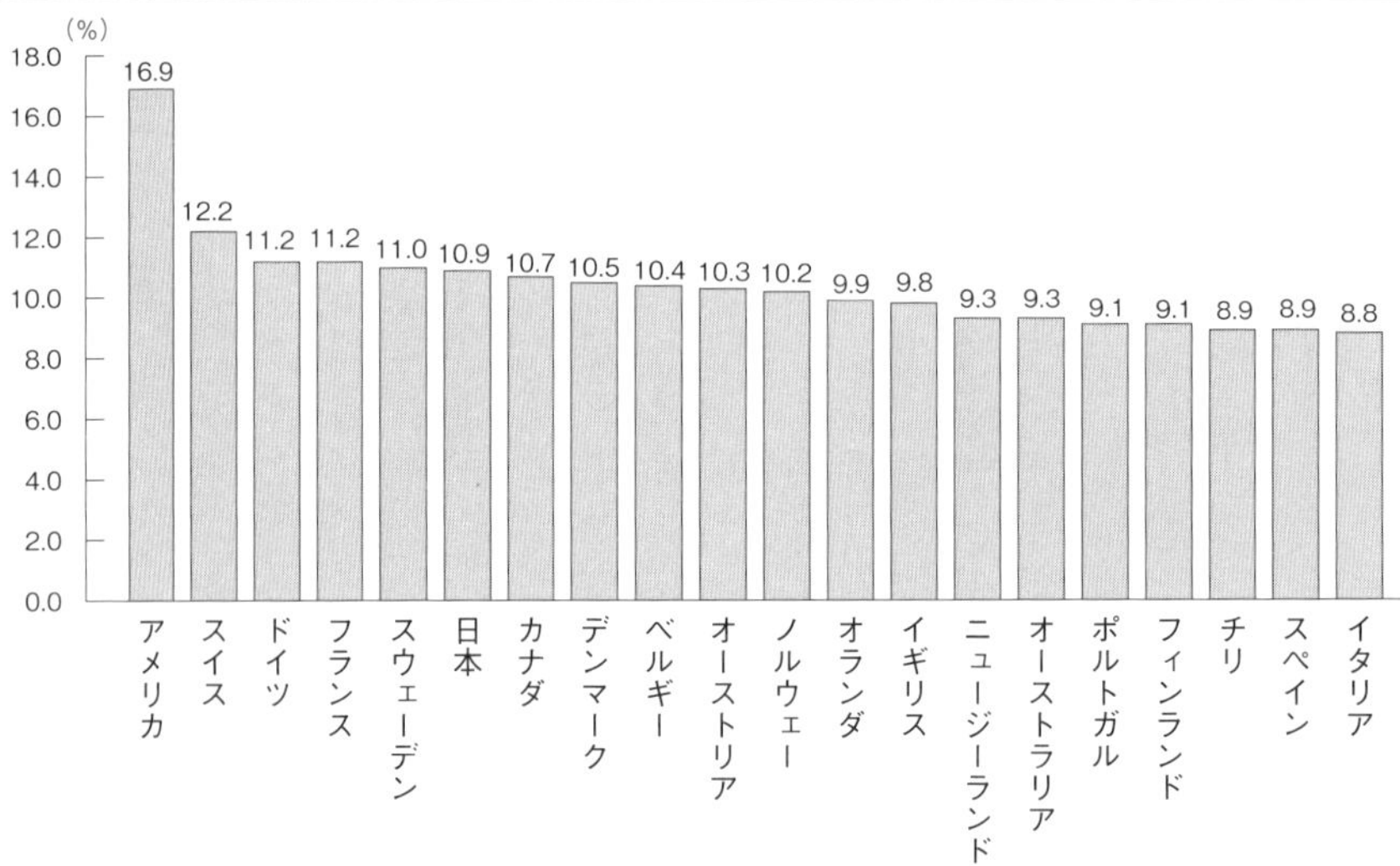

＊OECD Health Statitics 2019から作成。予測または見込み。

OECD諸国のなかでの日本の総医療費

OECD諸国のなかにおいて、日本の総医療費の特徴がみえてくる。対GDP保健医療支出は18年、10・9％で、アメリカ、ドイツ、フランスよりも低い。また、高齢化率からみると、日本の対GDP保健医療支出や対GDP社会支出は高いとはいえない。

しかし、日本では保健医療支出が公的財源でカバーされている範囲が広いわりに、税金や保険料による負担が低い。日本の保健医療支出に占める医薬品及びその他非耐久性医療財支出の比率はG7のなかではもっとも高く、抑制傾向にもない。

人口1000人当たり医師数は日本では2・4人、OECD平均は3・5人である。厚生労働省の医師数推計から計算すると、日本の人口1000人当たり医師数は2030年前後に3人程度になる。

日本では国民1人当たりの受診回数が多いことが問題にされているが、受診1回当たりの費用は低い。

5 日本ではどんな薬が作られているの？

3大死因はがん・心疾患・脳血管疾患

人口動態調査によると近年、死亡数は増加傾向にある。3大死因はここ数十年は変わらず、18年は、第1位の悪性新生物で全死亡者に占める割合は27・4％。心疾患で同15・3％、脳血管疾患で7・9％、肺炎で6・9％となった。これら、死に至る疾患は他の先進国でもほぼ同様なことから、世界中の製薬メーカーがこの分野で画期的新薬開発をめざすことになる。

薬事工業生産動態統計年報に収められた薬効大分類別生産金額をみると、日本で製造される薬剤のベスト3は、その他の代謝性医薬品8584億円、循環器官用薬8026億円、中枢神経用薬7847億円、続いて腫瘍用薬、血液・体液用薬、外皮用薬の順となっている。

その他の代謝性医薬品は全生産金額に占める割合は前年の11・8％から12・4％と増加した。

医療品薬効大分類別生産金額

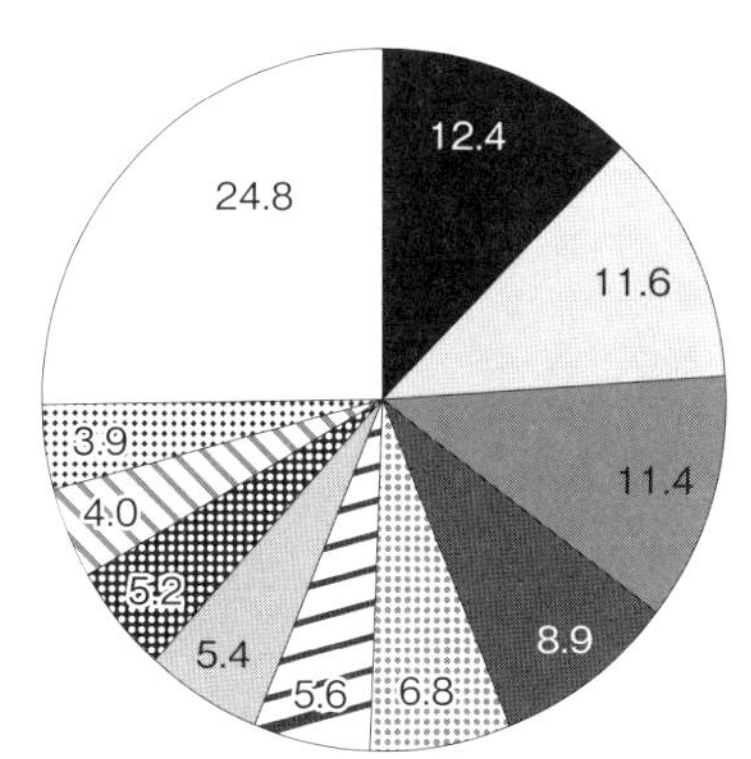

6 医薬品業界の歴史

江戸時代に産業化

日本の医薬品業界は、和漢薬にさかのぼる。和漢薬は古来から用いられたが、産業として成り立ったのは、大陸から伝来または家に伝わった薬を売薬として家内手工業的に生産しはじめた江戸時代といっていいだろう。この頃、大阪の道修町には薬種中買や薬種問屋が軒を並べ、商圏を全国へと広げていった。現在も業界の上位にある武田薬品工業や田辺製薬など、江戸時代にルーツを持つ企業は多い。

西洋の医薬品が急速に流入したのは明治維新以後のこと。当然、ドイツを中心とするヨーロッパから輸入されたものだった。そこで、薬種問屋をはじめ新しい産業に目をつけた人たちは、輸入販売を手がけると同時に西洋の製薬技術を学びはじめ、製薬業への転換をめざすようになる。

大正時代、医薬品製造を奨励

最初の製薬業起業ラッシュは大正時代、第1次世界大戦の勃発によって医薬品の輸入がままならなくなったために、政府が打ち出した医薬品製造奨励策もあってもたらされた。このなかには、新薬メーカーとして出発した三共や第一製薬（現・第一三共）などがある。

しかし、薬学の下地がない日本。創業したばかりの製薬企業も、輸入に頼っていた薬品を政府の依頼で製造する程度にとどまり、大勢としては小規模、未熟な製造業者が誕生しては廃業するという試行錯誤が繰り返されただけだった。しかしながら、三共はこのときに防腐剤サリチル酸の製造方法を確立し、後の新薬開発の大きなステップとしている。

政府はさらに、昭和初期の殖産興業期にも国産医薬品の振興を図り、山之内製薬（現・アステラス製薬）、中外製薬などが設立された。しかしこのときも、日本の製薬業はまだ発展途上にあり、海外のノウハウを模倣するにすぎなかった。

戦後のペニシリン製造が転機

日本の製薬業が大きく飛躍したのは戦後のことだ。他の産業と同様に、製薬産業も戦争によって生産設備に打撃を受けたが、その被害は比較的軽く、業界の復興は早かった。

業界が最初に目を向けたのは、１９４１年にすでに医療現場に投入されていた「ペニシリン」だ。戦後の食料・物資不足によって、日本中にコレラや発疹チフスなどの伝染病が発生したのをみた占領軍は、アメリカで大量生産されていたペニシリンの製造販売を許可。アメリカの研究者を招き、製造を申請した約80社に対して生産技術を指導した。そのなかには、製薬メーカーのほかに酒、味噌、ビール、牛乳など、いうなればオールドバイオともいえる発酵技術を持っている企業も含まれていた。

キリン・ホールディングス（キリンファーマ）や明治製菓（現・Ｍｅｉｊｉ Ｓｅｉｋａファルマ）などが現在、医薬品業界の一翼を担うまでになったのは、このときの経験が土台になっている。「ペニシリン」に続いて、「クロロマイセチン」が三共（現・第一三共）から、「テラマイシン」が田辺製薬（現・田辺三菱製薬）から、「ストレプトマイシン」が明治製菓（現・Ｍｅｉｊｉ Ｓｅｉｋａファルマ）と次々に新薬が開発され、全国的にヒットした。

とくに〝クロロマイ〟と呼ばれたクロロマイセチンは爆発的なヒット商品といってもいいだろう。こうして、荒廃のなかから立ち上がった医薬品メーカーの総生産高は60年代に１０００億円に達し、70年には１兆円を突破するという勢いで成長していった。

7 期待を背負い、衆目にさらされる社会型ビジネス

研究開発型ビジネス

ハイリスク・ハイリターンの環境のなかで、画期的な新商品を創造する研究開発型ビジネスであることに加えて、もう1つ医薬品業界の特徴として挙げられるのが、他業界とはケタ違いな社会との濃密な関係だ。

日本の医薬品業界は60年代、大衆薬に力を注ぎ、一般消費者を主なマーケットとして発展した。しかし、アンプル入りかぜ薬事件、スモン事件などの薬害事件が相次ぎ、業界の勢いを止めてしまった。かつては、ソリブジン事件や薬害エイズ問題などが発生し、企業の存続不能にまで至っている。生産される商品が生命関連商品であるがゆえに、社会は常に大きな期待を寄せ、反面、安全性や品質などの面で、他の業界にはみられないほど厳しい評価を下すのである。

こうした社会性の高さから、医薬品業界は様々な法律や政治の制限を受けている。新薬開発には細かなルールが設けられ、生産工程にも厳しいガイドラインがある。後に説明するが、自ら開発し、販売する医薬品の値段すらも政府のコントロールを受ける。ある意味、統制経済ともいえる状況だ。

しかし見方を変えれば、この制限された仕組みこそが医薬品市場の安定成長を促し、日本を世界3位の市場規模に押し上げる立役者となった。日本の製薬メーカーに欧米と比肩する力をつけ、日本を世界でも屈指の長寿国にしたのも、国が主導した諸制度のたまものだったともいえる。

特に、1961年の国民皆保険制度ですべての国民に健康保険証が渡ると、医薬品業界は活気づいた。人々が容易に医師による診察を受けられるようになったことで、これまで発展途上だった医療用医薬品が拡大基調に入ったのである。日本の製薬各社は欧米の大手製薬企業から製品を輸入あるいは技術を導入して、事業を拡大し、企業サイズをアップしていった。

その後73年の老人医療費無料化、2000年の介護保険制度導入など、国の福祉政策が業界活性化の追い風となった例は多い。現在は、超高齢化社会を迎えて、医療費圧縮に動く国の施策に則って市場規模は横ばい状態が続いているが、良くも悪くも社会にさらされるのが、医薬品業界の宿命といえるだろう。

近年、企業の不祥事や偽造問題が次々に明らかになり、社会の批判を浴びているが、社会的責任の重さにおいてもっとも厳しいチェックを受けるのが医薬品業界である。だが逆に、画期的新薬を開発し、社会に貢献した際、賞賛の声がもっとも大きいのも医薬品産業に間違いない。

研究開発費

国内製薬企業の研究開発費は、1兆4653億円。それにもかかわらず、それに見合う新薬がなかなか生まれないのが現状だ。特に02年から11年までは暗黒期といわれ、世界的に新薬の創出は低迷した。12年から16年は、欧州を除いて01年までの水準に戻ったばかりだ。

国内トップの武田薬品工業は研究開発費用に4910億円を見込む（19年）。前年度から1227億円増やした。アイルランドの製薬大手、シャイアーを買収したことで売上高が世界でトップ10入りを果たした。研究開発費が増加した要因は、治験費用が高額となる最終治験の数が増加したためだ。国内2位は2250億円の大塚ホールディングス。次いで2110億円のアステラス製薬と続く。

しかし、世界に目を向けるとトップ3のロシュ（スイス）、ジョンソン・エンド・ジョンソン（米国）、アッヴィ（米国）は1兆円を超えている。

8 新薬が開発されるまで

毎年、新薬は約40～50種類

日本では1年間で約40～50種類の新薬が誕生している。新薬の研究は基礎から始まって、販売されるまで年単位の長い時間を要する。

○基礎研究

候補物質（成分）の探索・発見や、化学的に作り出すための研究を行う。期間は2～3年。

○非臨床試験

薬物の有効性や安全性を確認するため、毒性や薬物の動態、薬効等の生物学的試験研究を動物を用いて行う。期間は3～5年。

○臨床試験

薬物が人に対しての有効性と安全性について試験を行う。治験は都合3段階に分かれて実施される。期間は3～7年。

（第Ⅰ相試験）健康な成人を対象に開発中の薬剤を投与。薬剤がどのように吸収され、排泄されていくかを確認する。

（第Ⅱ相試験）比較的少人数の患者に対して、いくつかの使用法（投与量、投与間隔、投与期間）を試し、効き目と副作用の両方を調べた上で、最適と思われる使い方を決めていく。

（第Ⅲ相試験）多数の患者に対して薬剤を投与し、実際の治療に近い形での効果と安全性を確認する。既存の薬に比べて効き目が上回るか、副作用が少ないなどなんらかの優れた特徴がなければならない。

○承認申請・製造販売

医薬品医療機器総合機構で、承認審査が実施され、新薬の有効性や安全性が確認されると、製造・販売が許可される。期間は1～2年。

○製造販売後調査

治験で得ることのできない日常診療下での医薬品の有効性や安全性を確認するため、適用使用についての調査や試験が行われる。

新薬の承認プロセス

人の命を左右するといってもよい医薬品だけに、品質・有効性・安全審査は厳格に行われなければならない。開発された新薬が、承認されるためのプロセスを紹介しよう。

医薬品の審査は、申請された医薬品は十分な科学的データが得られていて、厳密な薬効評価が行われた結果、適切な使用対象（効能・効果）と使用方法（用法・用量）が決められ、疾病の治療や診断への貢献が確認されていることを、申請資料で再検証することだ。

申請に際しては薬事法施行規則で規定する次の7点を用意する。

①起源または発見の経緯及び外国における使用状況等に関する資料②製造方法並びに規格及び試験方法等に関する資料③安定性に関する資料④薬理作用に関する資料⑤吸収・分布・代謝及び排泄に関する資料⑥急性毒性・亜急性毒性・慢性毒性・遺伝毒性・催奇形性その他の毒性に関する資料⑦臨床試験等の試験成績に関する資料を添付する。

承認申請された医薬品は医薬品医療機器総合機構（PMDA）により専門的審査が行われ、結果は厚生労働省に送られる。その後、厚生労働大臣の諮問機関である薬事・食品衛生審議会医薬品部会に諮られ、承認が了承されると厚生労働大臣により製造販売承認が得られる。

医薬品部会は薬効分野によって第一部会と第二部会に分かれている。また、10年より医療上の必要性の高い未承認薬、適応外薬検討会議において公知申請を行うことが適当と判断された適応外薬の事前評価についても審議されている。

日本ではかつて承認までドラッグ・ラグ（新薬承

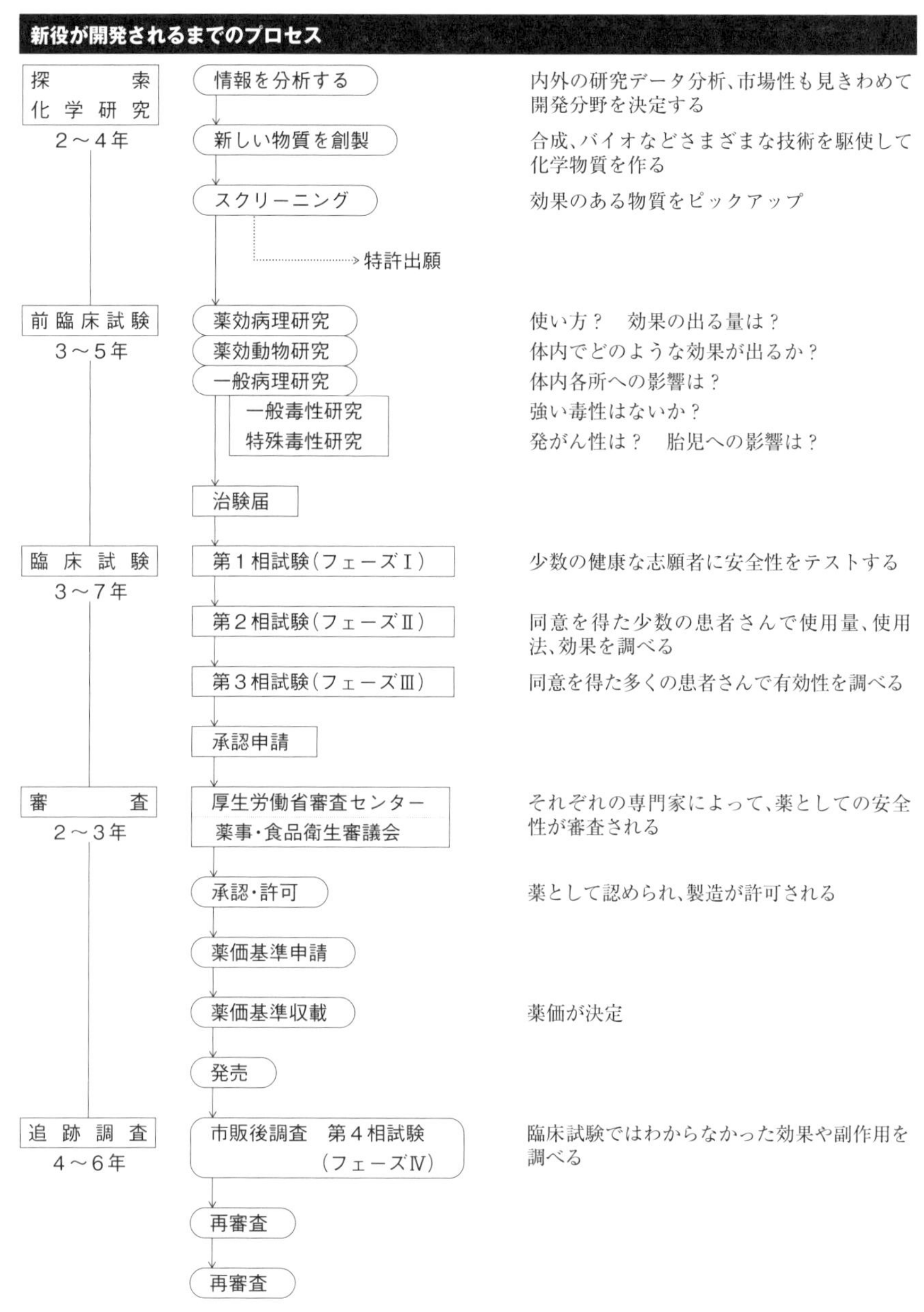
新役が開発されるまでのプロセス
探索
化学研究
2～4年
情報を分析する
内外の研究データ分析、市場性も見きわめて開発分野を決定する
新しい物質を創製
合成、バイオなどさまざまな技術を駆使して化学物質を作る
スクリーニング
効果のある物質をピックアップ
特許出願
前臨床試験
3～5年
薬効病理研究
使い方？　効果の出る量は？
薬効動物研究
体内でどのような効果が出るか？
一般病理研究
体内各所への影響は？
一般毒性研究
強い毒性はないか？
特殊毒性研究
発がん性は？　胎児への影響は？
治験届
臨床試験
3～7年
第１相試験（フェーズⅠ）
少数の健康な志願者に安全性をテストする
第２相試験（フェーズⅡ）
同意を得た少数の患者さんで使用量、使用法、効果を調べる
第３相試験（フェーズⅢ）
同意を得た多くの患者さんで有効性を調べる
承認申請
審査
2～3年
厚生労働省審査センター
薬事・食品衛生審議会
それぞれの専門家によって、薬としての安全性が審査される
承認・許可
薬として認められ、製造が許可される
薬価基準申請
薬価基準収載
薬価が決定
発売
追跡調査
4～6年
市販後調査　第４相試験（フェーズⅣ）
臨床試験ではわからなかった効果や副作用を調べる
再審査
再審査

（資料：日本製薬工業協会）

認の遅延）が顕著で、それを嫌って外国での承認申請をするケースが目立っていた。近年は改善傾向が顕著で、ＰＭＤＡが掲げる総審査期間の中期目標（通常審査品目12カ月、優先審査品目９カ月）おおむね満たしている。これにより、承認までの期間は世界水準に追いついた。

製造販売の承認を受けた医薬品は、申請者が薬価基準収載希望を厚生労働省に提出する。そこでヒアリング・薬価算定原案がなされたのち、中央社会保険医療協議会で、薬価算定案が作成され、申請者に通知される。不服がなければ承認から原則として60日以内、遅くとも90日以内に正式に薬価基準収載となる。

近年、薬事承認を受けたものの、メーカーが薬価収載を見送るケースが相次いだ。例えば興和の高脂血剤「パルモディア」は厚生労働省との価格交渉が折り合わず、収載が３度も延期。収載されるまで11カ月かかった。セルジーンの末梢性Ｔ細胞リンパ腫治療薬「イストダックス」も２度、収載を見送った。厚生労働省と「薬剤の価値」で認識が合わなかったという。

先駆け審査指定制度

医薬品の開発には長い年月と多額の開発費がかかる。特にヒトに投与して効果や安全性を確かめる臨床試験に費やす時間が大きな要因とされていた。その負担を減らし新薬開発を促そうと政府は「先駆け審査指定制度」を創設した。

日本はかつて審査のスピードが遅く、新薬の登場が欧米より数年遅れるというドラッグ・ラグ問題が深刻だった。それが近年では審査期間が約１年と短くなり、世界でも最速レベルとなっている。先駆け審査指定制度は、それを上回るスピード感で約６カ月の期間で審査される。

対象になるのは次の要件を満たす品目。①新規作用機序を持つ②対象疾患が重篤である③対象疾患に対して極めて有効性がある④世界に先駆けて日本で早期開発・申請する意思がある。製薬メーカーからの応募をもとに、厚生労働省が選定する。

【医薬品】承認を取得した先駆け審査指定制度の対象品目

2020年4月15日現在

製品名 一般名	社名	申請	承認	先駆け加算（率）
ゾフルーザ バロキサビル マルボキシル	塩野義製薬	17年10月	18年2月	10%
ラパリムスゲル シロリムス	ノーベルファーマ	17年10月	18年3月	10%
ゾスパタ ギルテリチニブフマル酸塩	アステラス製薬	18年3月	18年9月	10%
ビンダケル＊ タファミジス メグルミン	ファイザー	18年11月	19年3月	—
ロズリートレク エヌトレクチニブ	中外製薬	18年12月	19年6月	10%
ビルテプソ ビルトラルセン	日本新薬	19年9月	20年3月	—
ステボロニン ボロファラン（^{10}B）	ステラファーマ	19年10月	20年3月	—
テプミトコ テポチニブ塩酸塩水和物	メルクバイオファーマ	—	20年3月	—

＊は適応拡大。PMDAの資料や各社のプレスリリースなどをもとに作成

これまで4回の公募で計20の品目が対象に選ばれている（5回目は19年10月1日から実施中）。このうち8品目がすでに承認されている。

先駆け審査指定制度のイメージ

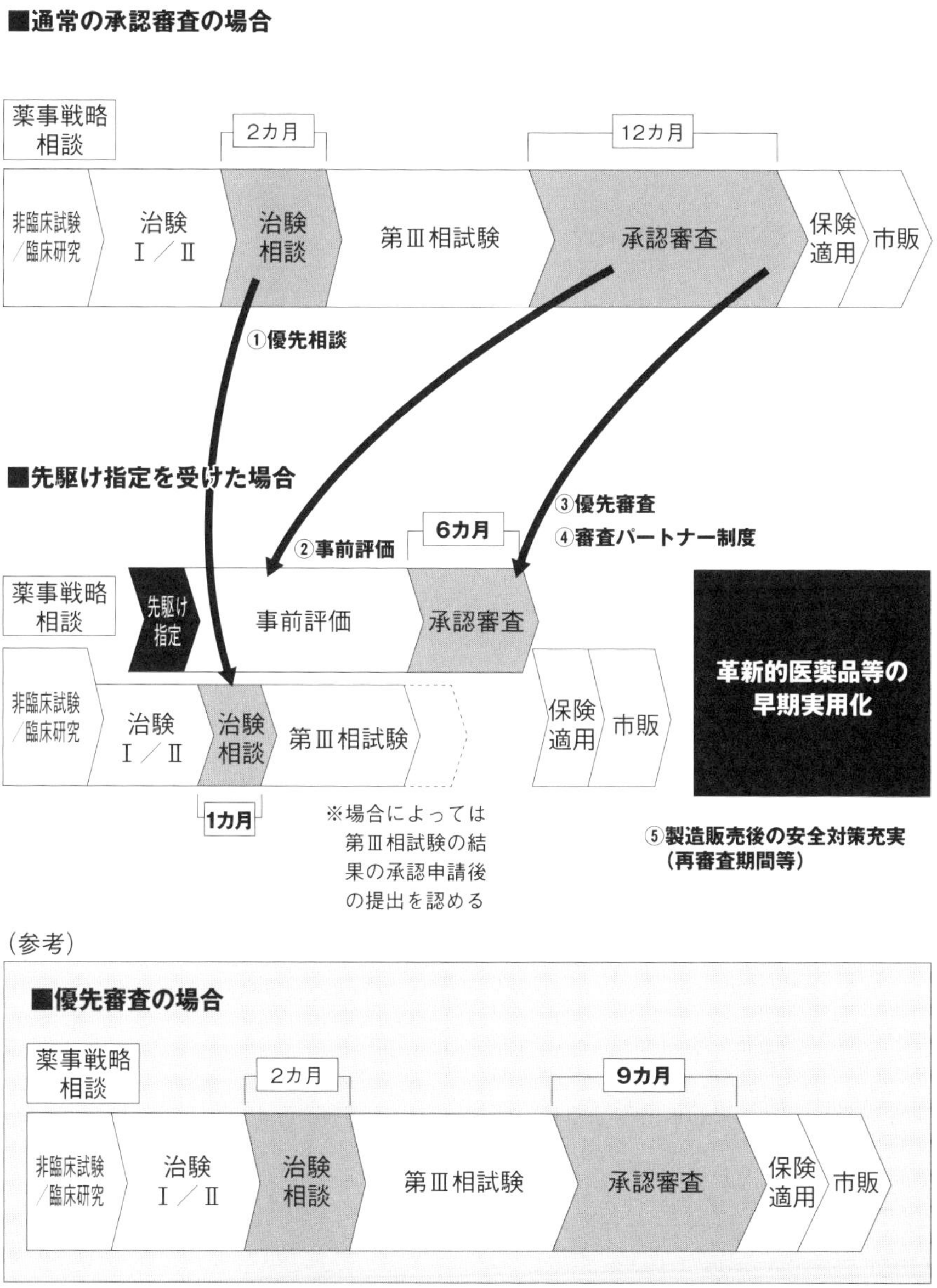

■通常の承認審査の場合
薬事戦略相談
2カ月
12カ月
非臨床試験／臨床研究
治験Ⅰ／Ⅱ
治験相談
第Ⅲ相試験
承認審査
保険適用
市販
①優先相談
■先駆け指定を受けた場合
②事前評価
6カ月
③優先審査
④審査パートナー制度
薬事戦略相談
先駆け指定
事前評価
承認審査
非臨床試験／臨床研究
治験Ⅰ／Ⅱ
治験相談
第Ⅲ相試験
保険適用
市販
1カ月
※場合によっては第Ⅲ相試験の結果の承認申請後の提出を認める
革新的医薬品等の早期実用化
⑤製造販売後の安全対策充実（再審査期間等）
（参考）
■優先審査の場合
薬事戦略相談
2カ月
9カ月
非臨床試験／臨床研究
治験Ⅰ／Ⅱ
治験相談
第Ⅲ相試験
承認審査
保険適用
市販

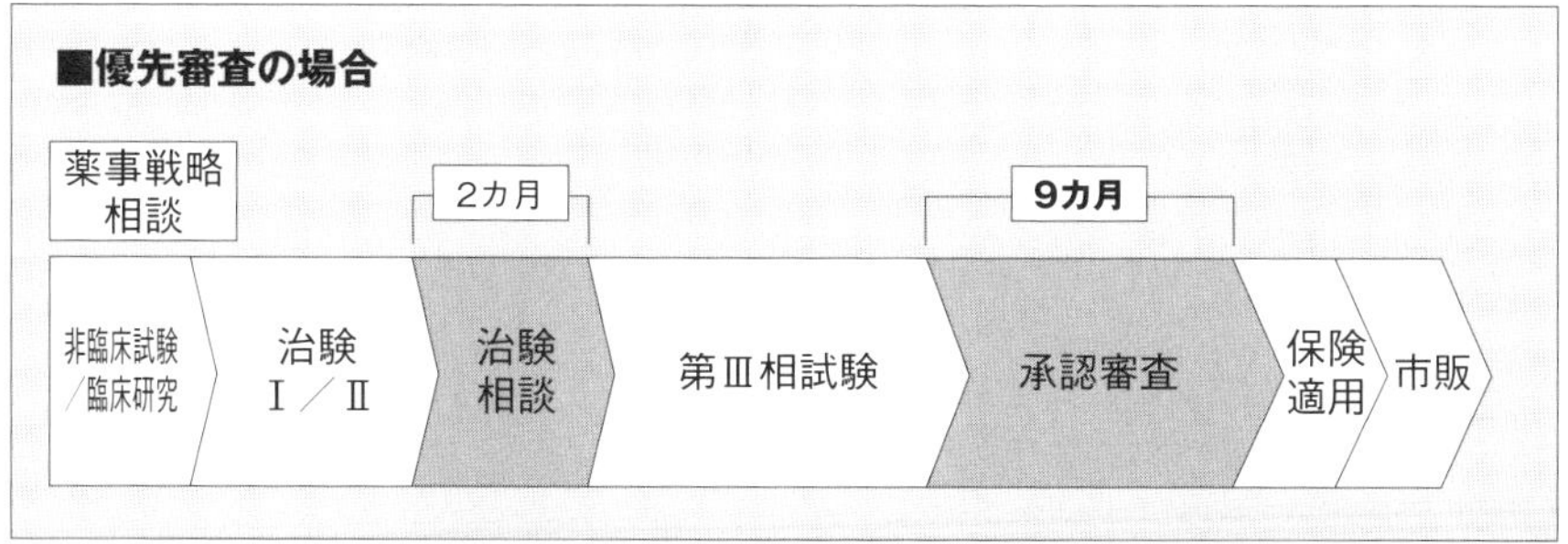

9 日本独自の薬価制度

国が薬の価格を決定している医療用医薬品

日本では、国民皆保険制度により、国民は公的医療保険で保障されている。よって公的な医療保険が適用される医薬品の価格は、すべて国（厚生労働大臣）が決定しており、病院や診療所で使われる薬の価格は、製薬会社が自由に決めているわけではない。つまり、薬価とは、医療用医薬品（医師が処方する医薬品）の公定価格を指す。

一方、薬価制度のない諸外国は、製薬企業が医薬品の価格を定める自由価格制度となっている。

医薬品は、医療用医薬品と一般（ＯＴＣ）医薬品の2つに大別される。医療用医薬品は、国が価格を定め、「薬価基準」に収載されている。現在、薬価基準に収載されている医療用医薬品は、約1万4０００品目ある。ただし、疾病の予防を目的とするインフルエンザなどのワクチン、生活の改善と目的とする勃起不全治療薬、男性型脱毛症薬、睫毛貧毛症治療薬、経口避妊薬、緊急避妊薬などや体外診断用医薬は薬価収載されない。

また、一般医薬品は、国が薬の価格を決める医療用医薬品とは異なり処方を必要とせず、製薬企業が定めた価格でドラッグストアなどで購入することができる薬で、薬価基準には収載されていない。

医療費抑制で毎年、薬価の見直し

医療サービスの公定価格である診療報酬改定の一環として2年ごとに見直されてきた薬価は、卸から医療機関への納入価格（実勢価格）を基に算出されてきた。薬価は膨らみ続ける医療費を抑制する狙いもあって、毎回、5〜6％前後も引き下げられてきた。2016年には7・8％の大幅引き下げとなった。

「医療用医薬品は公定価格なのに、実勢価格を基に算出する」とはどういうことかというと、製薬企業から医薬品卸売業者に販売される価格や、医薬品卸売業者から医療機関・薬局に販売される価格は、当事者間で自由に設定することができる。つまり一般的な消費財と同様、自由な価格競争が行われている。一方、医療機関や薬局は薬価基準で定められた公定価格に基づいて請求している。医療機関や薬局は卸からの仕入れ値と公定価格の薬価との差額（薬価差益）をそのまま利益計上できる。

それでは公的医療保険の精神に反することになることから、公定価格は実勢価格に合わせて改定されてきたのだ。

そして18年、薬価見直しを毎年実施することになった。薬価制度の抜本改革と毎年改定の議論は、数年くすぶり続けてきた。医療費全体の抑制につなげたい政府に対して、医薬品業界は断固反対の立場だった。その綱引きに終止符が打たれたのは、抗がん剤「オプジーボ」の出現であったといわれている。同剤は国内初の免疫チェックポイント阻害剤として悪性黒色腫の適応で承認を取得。革新的な新薬であることや、予測投与患者数が500人に満たず市場規模が小さいことから、高額な薬価がつけられた。その後、患者数の多い非小胞肺がんに適用拡大されたことで薬剤費が膨大となるものの、次回の薬価改定まで薬価を引き下げる機会がなかった。オプジーボは100mg当たりの薬価は約73万円で、肺がん患者が使った場合は、年間3500万円を超えるといわれた。

「オプジーボ」に薬価の緊急引き下げ

厚生労働省は16年度から、高額医薬品や医療機器の費用対効果を分析する制度を試験的に運用していた。オプジーボもその対象であり、治療効果が低ければ18年度の診療報酬改定で反映させる予定だった。

ところが、厚生労働省は16年10月、緊急対応として市場拡大算定の考え方を適用して薬価を引き下げることにした。その薬剤の範囲を「15年10月から16年3月までに効能追加がなされた薬剤。16年度販売額が1000億円超とし、かつ当初予測の10倍以上の売上高となる薬剤」とした。加えて用量が「体重当たりの用量」から「固定用量」に変更されていた。

市場拡大算定に適用されたのは実質的にはオプジーボのみが該当した。厚生労働省は中央社会保険医療協議会を開催し、オプジーボの薬価を50%引き下げることに決め、17年2月1日から適用となった。

16年の薬価改定では「特例拡大再算定」が導入された。使用実態の変化を問わず、単純に売上が予想を超えて大きくなったという理由で引き下げられることになった。

具体的には年間販売額が1000億円超1500億円以下（予想販売額の1・5倍以上）の医薬品は最大25%引き下げられた。年間販売額が1500億円（予想販売額の1・3倍以上）では最大50%の引き下げとなった。この対象になったのはC型肝炎治療薬「ソバルディ」（ギリアド・サイエンシズ）、同「ハーボニー」（ギリアド・サイエンシズ）、抗血小板剤「プラビックス」（サノフィ）、抗がん剤「アバスチン」（中外製薬）の4製品だ。

続いて18年の薬価制度改革では、年間売上高350億円を超える医薬品を対象に、追加効能などで市場が一定以上拡大した場合や、用法・用量が変わった場合は、年4回の薬価見直しルールが導入された。

初適用されたのが「オプジーボ」だ。市場実勢値に基づく改定に加え、用法用量変化再算定、新たに導入された収載後外国平均価格調整による引き下げ、試行的に導入された費用対効果評価による引き下げの適用を受け、さらに23・8%が引き下げられた。オプジーボは3度目の引き下げで、4年間で76%も下がることになった。14年の9月の収載時の価格72万9849円（100mg1瓶）が、18年11月には17万3768円となった。

薬価抜本改革～新薬創出加算

薬価制度の抜本改革は製薬業界に激震をもたらした。特に革新的な新薬の開発を促進するために設けた「新薬創出・適応外薬解消等促進加算」見直しの影響は大きかった。

次の要件をすべて満たす特許が切れていない新薬は、市場実勢価格に基づく算定値に対して加算（加算率は0～5・41％）されるというものだ。

①薬価収載後15年以内で、かつ後発品が収載されていないこと。

②市場実勢価格と薬価の乖離が、薬価収載されている全医薬品の平均を超えていないこと。

③厚生労働省による開発要請品目について、開発に向けた取り組みを行う企業が製造販売するもの。または「真に医療の質の向上に貢献する医薬品」の研究開発を行う企業が製造販売するもの。

④再算定対象品ではないこと。

新薬創出加算は「乖離率（市場実勢価格と薬価の差）が平均以内」という従来の適用条件を撤廃し、対象品目を▽希少疾病用医薬品▽収載時に有用性加算などを取得した医薬品▽新規作用機序の医薬品―などに限定。加えて、「企業指標」として新薬開発などの取り組みを企業ごとに点数化し、それに応じて加算率に差をつける仕組みが導入された。

その結果、対象品目は16年度と比べて32％減り、加算額も24％減少した。企業指標は、臨床試験の実施や新薬の収載実績を「数」で評価する仕組みとなっており、製薬業界は「規模の小さい企業が不利になる」と反発。企業指標の廃止を含む大幅な見直しを求めている。

このことは製薬企業の経営を直撃した。日本製薬団体連合会を筆頭に猛反発。同連合会は、品目要件の見直しによって過去に加算を受けていた品目の4割程度が対象から外れたと報告している。

製薬メーカーは新薬の販売で得た利益を次の新薬の開発費や治験費につぎ込んでいる。その時々の事情で薬価が引き下げられると、開発投資を絞らざるを得なくなる。

製薬各社は新薬開発戦略の変更や人員削減などの動きを加速させている。また、欧米企業は既に薬価が下がりやすい日本での新薬申請を後回しにするケースが増えている。日本への投資意欲をそぎかねないと欧州製薬団体は警告している。

費用対効果評価制度

19年4月、「費用対効果評価制度」が実施されることになった。保険医療に医療経済学の概念を取り入れた。例えば対象疾患の発生率が低い新薬の比較で、「薬剤費は増えたがイベント（疾病治療）費用が減少し、既存薬より総費用が削減された」あるいは「薬剤費が大幅に増えたことで、イベント費用の減少分ではカバーできず、既存薬よりも総費用が増加した」。総費用増になれば、新薬の評価は低いように思えるが、この評価制度は医療費削減が第一義にくるものではない。既存薬と比べて良好な治療結果を出すが、総費用が増える新薬に対して、どの程度までの増加を認めるかもこの評価制度の大きな役割となる。

政府は費用対効果による評価を強化することで、イノベーションの進展と社会保障費の削減のバランスをとるとしている。今後、対象とする薬や医療機器の範囲、費用対効果の評価方法、価格への反映方法などの制度設計は一筋縄ではいかないと思われる。

20年度の主な薬価改定

20年度の薬価改定は、18年の抜本改革の不備や不評を修正しながら、優れた医薬品の開発を促すイノベーション評価を進めるとともに、長期収載品からジェネリック医薬品への置き換えをさらに進める内容となっている。

【新規収載医薬品】

○現在の制度の枠組みは維持しつつ、企業指標に①革新的新薬の収載実績（過去5年）②薬剤耐性菌の治療薬の収載実績（同）の2項目が追加され、革新的新薬の収載実績は「数」ではなく「実績の有無」で評価。さらに、従来からある「新薬収載実績」では、革新的な新薬（新薬創出加算対象品目と新規作用機序医薬品）をより重点的に評価する。規模が小さいながらも革新的新薬を創出している企業がポイントを獲得しやすくすることで、企業規模による不公平感を緩和する狙い。

対象品目の要件には新たに①先駆け審査指定制度の対象品目②薬剤耐性菌の治療薬を追加。収載後に適応拡大した新薬については、追加された適応で新規の作用機序を持ち、かつ革新性・有用性の基準に該当する医薬品を要件に追加する。

○同じ効果を持つ類似薬がある場合、市場での公正な競争を確保するから、新薬の1日薬価を既存類似薬の1日薬価に合わせる「類似薬効比較方式Ⅰ」で、新薬創出の対象にならなかった薬については、薬価収蔵から4年経過後の薬価改定の際に、新薬創出等加算の対象になった場合を除いて、今後の状況に踏まえて必要な措置を検討する。

＊類似薬…ア効能イ薬理作用ウ組成及び化学構造式エ投与形態、剤形区分、剤形及び用法

一方、「類似薬効比較方式Ⅱ」は新規性に乏しい新薬については、過去数年間の類似薬の薬価と比較しても、もっとも低い価格とする。

【長期収載品】

○価格帯の集約により改定前より薬価が引き上がることを抑制するため次のように改定する。

①市場実勢価格に基づく算定値が、改定前の価格帯より上の価格帯に相当する品目について、改定前薬価が当該上の価格帯の加重平均値を下回る場合は、改定前と同じ価格帯に属するものとして算定する。

②最高価格帯の30％以上50％未満の価格帯及び30％を下回る価格帯において、改定前薬価が各価格帯の加重平均値を下回る品目については、それぞれの価格帯ごとに、該当するすべての品目を改めて加重平均し、当該品目の改定後薬価とする。

○長期収載品依存から脱却するために、後発品上市から10年を経過した長期収載品の薬価を基準に段階的に引き下げる。

以上のように再算定の仕組みがさらに強化された内容になっている。

Chapter 2

日本の医薬品メーカー

1 医薬品メーカーの組織

医薬品メーカーは約1700社

製薬メーカーは医療用医薬品メーカーと一般用医薬品（大衆薬）メーカー、ジェネリックメーカーに大別される。

ただし武田薬品工業やエーザイなど大手医療用医薬品メーカーは大衆薬も生産し、販売している。医療用医薬品を製造している大衆薬メーカーもあるが、その比重から、大正製薬、久光製薬、ロート製薬、佐藤製薬などを大衆薬メーカーと判断しておけばよいだろう。

日本の医薬品業界は1700以上もの企業で構成されているが、大半のメーカーが1種類の原末（原料として用いられる薬物の粉末）を製剤するような中小メーカーだ。一口に医薬品といっても成分や薬効によって多くの種類がある。このため、大手製薬メーカーといえどもすべての医薬品分野を網羅することは難しく、必然、大手メーカーの企業活動から漏れた分野を中小メーカーがリカバリーすることになる。そのせいか、大手メーカーでも異業種や多角化に進出することは滅多にない。

品質と信頼を守る生産部門

医薬品の生産部門は、他の製造業の生産工場に比べれば小規模だ。多品種少量生産が特徴の業界である上に、扱う単位がミリグラムなのだから当然といえば当然のこと。生産セクションに従事している技術者は数こそ少ないが、それだけ高度な技術が要求されるということでもある。

医薬品各社では国の定めるGMP（医薬品の製造及び品質管理に関する基準）のほかに、生産工場に独自の社内基準を設けている企業も多く、生産管理、製造工程の品質管理、従業員への注意等が徹底して行われている。

品質第一は各社に共通する最重要のモットーだが、生産セクションは単に商品を作るだけでなく、研究セクションと絶えずコンタクトをとりながら、新しいアイデアを持って生産管理と品質管理を行わなくてはならない立場にある。

最近では、コンピュータ化によって工場での作業が高度化するのに伴い、大卒社員を工場の基幹要員として採用する動きも出てきたが、生産セクションには大きな権限と責任が託されている。人工知能やファジー工学などの活用が活発になってきたため、生産セクションの専門化はさらに進んでいくだろう。

世界市場を相手どっている大手製薬メーカーの中には、アメリカのFDA（食品医薬品局）など、欧米の基準をクリアする努力を重ねている企業も多い。

より重要になった海外拠点

医薬品業界では、制約が厳しい日本の市場から飛び立って、市場規模の大きい海外に拠点を設け、あるいは海外企業と提携してより大きな成功を収めようとしている企業が多い。海外進出の目的は、優れた技術や研究を習得するため、新たな市場を獲得するため、低コストの生産拠点を確保するため……と様々で、出資比率の高い海外法人を設立、有力研究機関あるいはベンチャー企業と提携、さらには欲しい分野に強い現地企業の買収など、手法も彩り豊かになってきた。

もう1点、海外進出への背景には国内の製薬業界市場が縮小傾向にあることだ。少子高齢化によって医療費が増加していることで、国は薬価の引き下げを強化し、増加する薬剤費の抑制をしようと動いている。その影響で新薬企業、ジェネリック企業とも収益が悪化している。

一方、海外企業の買収や業務提携などで海外展開

国内主要製薬会社 海外売上高比率の推移

＊は 18 年 12 月期

社名	海外売上高比率【%】				海外売上高【億円、%】	
	15 年度	16 年度	17 年度	18 年度	18 年度	前年度比
武田薬品工業	61.9	62.2	67.2	72.8	15,262	28.2
アステラス製薬	63.8	63.3	67.6	69.6	9,097	3.5
大日本住友製薬	53.3	55.3	60.3	63.5	2,915	3.8
塩野義製薬	38.0	42.8	51.8	57.7	2,097	17.4
エーザイ	46.0	45.2	49.6	53.8	3,458	16.2
大塚 HD	55.8	47.8	48.5	50.0	6,465	7.5
第一三共	43.7	39.1	35.6	35.9	3,338	▲ 2.4
協和発酵キリン＊	31.4	28.1	31.8	35.2	1,221	8.5
参天製薬	27.4	27.0	29.5	31.4	736	11.0
小野薬品工業	1.6	12.6	22.1	28.2	813	40.6
田辺三菱製薬	27.1	24.4	26.0	27.6	1,170	3.6
中外製薬＊	21.8	19.6	23.1	27.3	1,583	28.4
合計	49.4	47.0	50.0	53.7		13.5

後発品						
後発品	沢井製薬	—	—	19.8	21.8	402	20.7
後発品	日医工	—	7.4	21.2	21.4	357	▲ 1.3

各社の決算発表資料をもとに作成

を進めている企業は、海外の売上高を伸ばし、業績も堅調だ。武田薬品工業は19年1月、アイルランドのシャイアーを6兆円超えで買収した。これにより希少疾患を強化、19年の売上高で世界トップ10に入り、メガファーマの仲間入りを果たした。海外売上高は前年度より28・2％増加して72・8％。国内比率は3割を切った。国内2位のアステラス製薬は米国のファイザーと提携し、前立腺がんの治療薬「イクスタンジ」を開発。19年11月に中国、12月にはアメリカで認証された。海外売上高比率は2ポイント上昇して69・6％となっている。

抗精神病薬「ラツーダ」が好調な大日本住友製薬も海外売上高比率は6割を超えている。前年度より海外売上高が大きく伸びたのは、武田のほか「オプジーボ」のロイヤリティ収入が増えた小野薬品工業、スイス・ロシュ向け輸出が好調だった中外製薬など。また、エーザイは米国のメルクと提携、さらに米国のバイオジェンと共同で認知症薬の開発に取り組んでいることから売上アップとなっている。遅れをとっている第一三共は19年、英国のアストラゼネカと提携、今後の展開が注目される。

ちなみに、国内の大手製薬メーカー12社の海外売上高比率は18年度、53・7％に達している。

今後、大手だけでなく中堅メーカーで資本力のある海外企業との提携が積極的に行われると予想される。

かくして日本の製薬メーカーは、現地生産・現地販売という本格的な進出を開始した。行く先は世界ナンバーワンの市場を持ち、技術面でも制度面でも最先端を走るアメリカがダントツ。台湾、ドイツ、イギリスなどに進出している企業も多く、近年は、14億人の大市場が眠っている中国への関心が高い。

世界で売れた医薬品

18年度、海外で売上を伸ばした国内医薬品はアステラス製薬の「イクスタンジ」で３３３１億円（13・2％増）と初めて３０００億円を突破。早期ステージでの使用が進んだことで順調に拡大した。次いで武田は、潰瘍性大腸炎・クローン病治療薬「エンティビオ」が33・7％増の２６９２億円だった。

国内製薬会社 主なグローバル製品の売上高（18年度）

【億円、%】

製品名	対象疾患	18年度		19年度予想
		売上高	前年度比	
▼武田薬品工業				
エンティビオ	潰瘍性大腸炎など	2,692	33.7	—
ニンラーロ	多発性骨髄腫	622	33.9	
トリンテリックス	大うつ病	576	19.0	—
▼アステラス製薬				
イクスタンジ	前立腺がん	3,331	13.2	3,642
ベタニス	過活動膀胱	1,472	17.0	1,606
▼大塚HD				
エビリファイメンテナ	統合失調症	880	24.0	980
レキサルティ	統合失調症	695	46.9	890
サムスカ／ジンアーク	利尿薬	902	40.5	1,265
▼エーザイ				
レンビマ	がん	626	94.1	1,160
フィコンパ	てんかん	193	31.5	250
▼第一三共				
リクシアナ	抗凝固薬	1,177	52.7	1,490
▼中外製薬				
アクテムラ	関節リウマチなど	806	32.3	846
アレセンサ	がん	295	112.2	366
▼田辺三菱製薬				
ラジカヴァ	ALS	270	119.9	220

各社の決算発表資料をもとに作成

2 医療用医薬品・新薬メーカー

新薬の専売特許期間は？

新薬（先発医薬品）は、長い研究開発期間をかけ臨床試験（治験）を経て新しい成分の有効性や安全性が確認されたのちに国の承認を受けて発売される医薬品のこと。

新薬を開発した企業には、医薬品そのものやその製造方法に特許権が与えられ、独占的に製造・販売することができる。特許期間は出願から20年と定められている。通常は治験を行う前に特許の出願が行われているので、その後の開発・審査に10年前後かかることを差し引くと、製薬会社が新薬を独占販売できる期間は平均すると実質10年前後になる。新薬は発売後も一定の期間（再審査期間）、有効性や安全性について確認することが義務付けられている。その状況に配慮して国は、製薬会社が申請し認められれば5年を上限に特許の延長を認めている。

お蔵入りした薬を再開発

既存の薬や開発中止になった新薬候補物質を別の疾患の薬として再開発する「ドラッグリポジショニング」手法が注目を浴びている。

13年に設立された医薬品の作用を詳細に解析する産業技術総合研究所の創薬分子プロファイリング研究センターに、製薬メーカーからの相談が相次いでいるのだ。同センターは、細胞や微量な薬を扱うにあたり、人の手では不可能な精密な繰り返し作業を行うロボットを導入したことで、実験データの再現性が高まった。

　また、超感度の分析機器による数理解析システムを備えている。化合物を細胞に作用させた結果、どのような変化が起こったかを質量分析器で検出し、それがどのような生体内のたんぱく質との作用によるものかを抽出できるようにした。市販の医薬品の7~8割は体内でどのように作用しているか完全に解明されていない。医薬品の作用を詳細に解析すれば、新たな病気の治療に使える可能性がみえてくる。

　注目された背景には、1つの新薬を販売までには数千億円の費用がかかる上、安全性重視で医薬品の承認基準が厳しくなっていることが挙げられるだろう。ドラッグリポジショニングを駆使すれば費用も時間も大幅に節約できる。

　アステラス製薬は15年に「ドラッグリパーパシング部」を設立。当初、糖尿病の薬として開発していた「ベタニス」は、途中でぼうこうに作用することがわかり、泌尿器疾患の薬として登場している。大塚製薬は浮腫の薬「サムスカ」を腎臓病、田辺三菱製薬は脳梗塞の薬「ラジカット」を神経難病にそれぞれ生まれ変わっている。

　製薬企業が最近、力を入れているのは臨床試験の段階で開発を中止した化合物を調べ直すことだ。この化合物は安全性など多くのハードルを突破している、いわばエリートであり会社の宝だと企業は再認識。それを大事に育てようという意識の転換は、これまで市場性が乏しいといわれていた希少疾患の治療薬への開発が進む素地が整ってきた。

医療用医薬品の販売先別シェアの推移

大病院
中小病院
診療所
薬局
1991年度 40.9 21.0 32.9 5.2
2005年度 25.7 9.2 23.0 42.0
2007年度 23.6 8.3 21.9 46.2
2009年度 22.3 7.7 21.1 48.9
2010年度 22.5 7.5 20.4 49.6
2011年度 21.6 7.2 21.1 50.1
2012年度 21.9 6.9 19.8 51.3
2013年度 21.5 6.7 19.8 52.0
2014年度 22.1 6.6 18.8 52.6
2015年度 22.3 6.3 18.0 53.5
2016年度 23.2 6.1 17.9 52.8
2017年度 23.6 6.0 17.8 52.6
2018年度 25.3 5.8 16.8 52.1
0% 20% 40% 60% 80% 100%
資料：クレコンリサーチ＆コンサルティング㈱調査

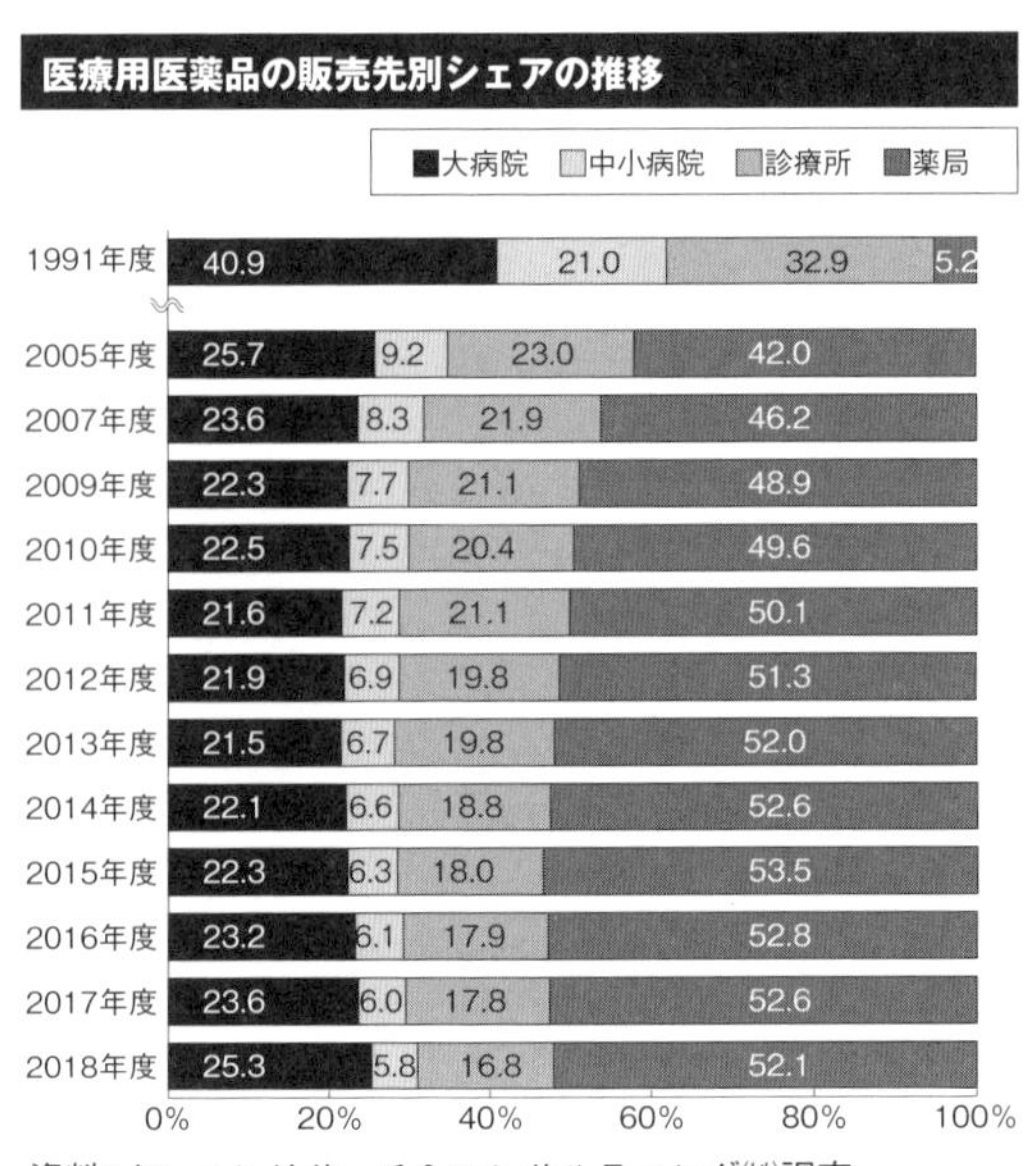

3 後発医薬品（ジェネリック）メーカー

数量シェアの目標は80％

新薬の再審査期間と特許権存続期間の両方が満了すると、新薬と同じ有効成分の医薬品を後発医薬品として製造・販売することが可能になる。

ジェネリック医薬品は、新薬と同一の有効成分を同一量含み、同一経路（経口、静脈注射など）から投与する製剤で、新薬と同等の臨床効果や作用が確認されている。ジェネリック医薬品の開発期間は平均約3年と短いため、研究開発に要する費用が低く抑えることができるので、新薬と比べて薬価が安くなっている。

しかし、普及はなかなか進まなかった。かつてジェネリック医薬品の効果を疑問視した医療従事者が多かった。というのも有効成分が新薬と同じ量だけ含まれなかったりして、品質や供給面で問題があると指摘されたケースがあった。80年代以前は、先発品と薬の効果を証明するするための試験が、ヒトではなく動物実験のみだった。97年に品質再評価試験を行うことになったのだ。

信頼できる情報が少なく信頼性に不安のあるジェネリックに対して、医療従事者は「安かろう悪かろう」というイメージを拭い去ることが難しかったのだろう。それに反して新薬は薬効・供給量が安定しているので、処方時にジェネリック医薬品を指定する医師は多くはなかった。患者も「新薬ブランド」があったといわれ、ジェネリックの社会浸透度は低かった。

風向きが変わったのは、国民の医療費高騰で薬剤費の抑制を図っていく方向性が打ち出されてからだ。07年6月、「経済財政改革の基本方針２００７」が閣議決定され、２０１２年度までにジェネリックを数量ベースで30％以上の数値目標を掲げた。当時の普及率は16・8％にとどまっていた。

13年4月、厚生労働省は、「後発医薬品のさらなる使用促進のためのロードマップ」を策定し取り組みを進め、新指標により18年3月までに数量シェア60％以上を目標に掲げた。

後発品の数値割合の定義（新指標）
（後発品の数値割合）＝（後発医薬品の数量）／〔（後発医薬品のある先発医薬品の数量）＋（後発医薬品の数量）〕

16年度、病院や薬局で使用されたジェネリックの数量シェアは前年度比6ポイント増の65・5％まで拡大した。さらなる医療費圧縮のために政府は17年6月、20年9月までにジェネリックの数量シェアを80％に増やす目標を定めた。これまで「21年3月までのなるべく早い時期に80％以上」と掲げていた目標を事実上前倒しした。

ちなみに19年の上半期は約76％だ。

一方、欧米諸国では新薬の特許満了後1カ月後には約80％がジェネリック医薬品に替わる薬もあるほど、ジェネリック医薬品は一般的だ。米国では代替調剤（薬剤師が患者さんの同意の上で医師が処方した医薬品を、同一成分の他の名称の薬に替えられる）が認められている。17年度の数量シェアは92％である。英国では一般名処方（医師が処方箋を発行

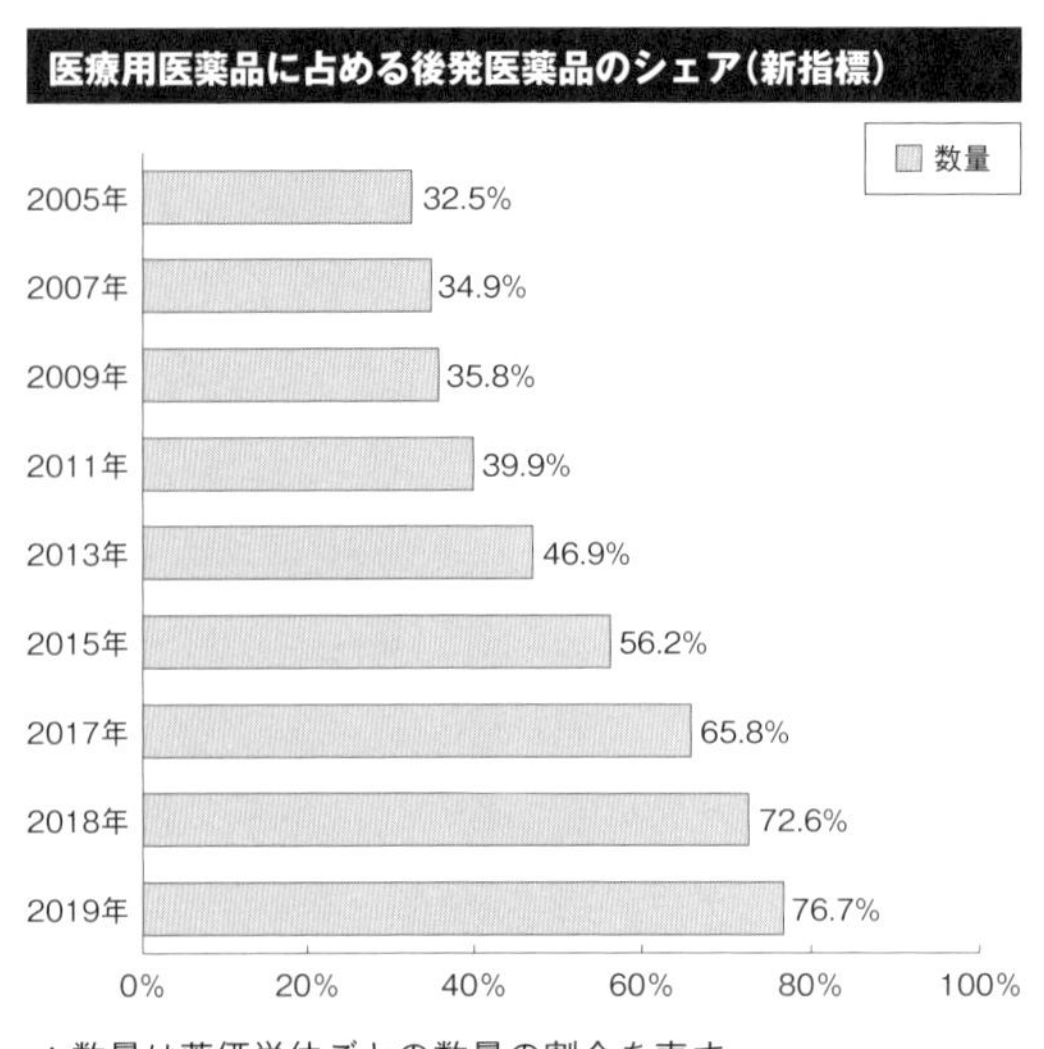

＊数量は薬価単位ごとの数量の割合を表す。
＊薬価調査時（9月取引分）の集計結果
資料：厚生労働省中医協資料

する際、商品名を指定せず一般名で処方し、成分が同じ複数の薬の中から薬剤師が調剤できる）の数量シェアは約77％と高い。

20年度の薬価改定の影響は

ジェネリック普及の大号令で、国内ジェネリックメーカーは増産体制を敷き、海外からはイスラエルのジェネリック世界最大手のテバ・ファーマシューティカル・インダストリーズが参入してきた。海外からの本格参入に対して、国内メーカーはどう立ち向かうのか。なにしろ海外のメガメーカーに比べると、国内メーカーは陰の薄い存在だ。連結売上高で国内最大手の日医工の売上規模は、テバの7分の1に過ぎない。海外大手が資金力や販売力を生かして、国内メーカーの買収に動く可能性もあるだろう。

ジェネリックの薬価は16年以降、新薬同様に引き下げられてきた。20年度の薬価改定の骨子は次の通りだ。

○新規ジェネリック医薬品の薬価算定

・新規ジェネリックの薬価算定については現在の取り扱いを継続し、ジェネリックの乖離率、安定供給への対応等を踏まえて引き続き検討する。

○既収載後ジェネリック医薬品の薬価改定

・価格帯の集約により改定前より薬価が引き上がることを抑制するため、次のように対応する。

①市場実勢価格に基づく算定値が、改定前に属していた価格帯より上の価格帯に相当する品目について、改定前薬価が当該上の価格帯の加重平均値を下回る場合は、改定前と同じ価格帯に属するものとして算定を行う。

②最高価格の30％以上50％未満の価格帯及び30％を下回る品目については、それぞれの価格帯ごとに、該当するすべての品目を改めて加重平均し、これを当該品目の改定後薬価とする。

つまり、改定薬価は改定前薬価より改定薬価が引き上がることを抑制する狙いがある。市場実勢価格を一度加重平均して、改定前薬価を上回る品目は別途加重平均を行い、改定薬価が改定前薬価を上回らない新ルールが盛り込まれた。

また12年経過した品目については、改定前薬価の市場実勢価格をすべて一度加重平均して、改定前薬価を上回る品目と、改定前薬価を下回る品目を、さらに別々に加重平均を行い、改定薬価を決める新ルールが導入された。この制度では他社の市場実勢価格に影響されて薬価が決まることになる。

ジェネリック大手3社は、改定した影響について「ある」と回答している。

市場規模は1兆円超

国内のジェネリックの市場規模は1兆円超。22年度には1兆2000億円に成長すると見込まれている。ジェネリック全体の普及数量は約700億錠と推計される。シェアトップは沢井製薬、次いで日医工、東和薬品の順で、3社で全体の3割を超える構造は変わっていない。

需要拡大が続くジェネリック各メーカーは、設備投資を積極化する一方で、薬価引き下げなどの影響で、ジェネリック大手の3社とも厳しい舵取りを迫られている。国内市場の収益環境は厳しくなる一方で、中小のジェネリックメーカーは廃業に追い込まれるところが出てくるとの予想もある。

さらに新薬メーカーが特許切れの薬を自社でジェネリック製品として販売するケースも出てきた。第一三共エスファは、抗菌薬「クラビット」のジェネリックの販売を開始した。このジェネリックは親会社の第一三共が手がける先発薬「クラビット」と、有効成分以外にも同じ材料や製法が全く同じで「オーソライズド・ジェネリック（AG）」と呼ばれる。つまり新薬と全く同じ薬というわけだ。しかも、価格は安い。となれば自ずと販売は好調で、数量シェアは4割を超えるという。この「クラビットAG」を、インドのサン・ファーマシューティカル・インダストリーズの日本法人サンファーマも発売している。第一三共エスファは高血圧症治療薬「オルメテック」、高脂血症治療薬「クレストール」も好調で、抗がん剤「イレッサ」や排尿障害改善薬「ユリーフ」と続々、販売している。

日医工が発売した脳梗塞再発予防薬「プラビック

主なオーソライド・ジェネリック一覧

成分名	先発製品名	AG発売企業	発売月
フェキソフェナジン	アレグラ	日医工	13.6
バルサルタン	ディオバン	サンド	14.6
カンデサルタン	ブロプレス	あすか	14.9
レボフロキサシン	クラビット	第一三共エスファ	14.12
クロピドクレル	プラビックス	日医工	15.6
バルサルタン・アムロジピン	エックスフォージ	サンド	15.12
カンデサルタン・アムロジピン	ユニシア	あすか	16.3
モンテルカスト	キプレス/シングレア	キョーリンメディオ	16.9
カンデサルタン・ヒドロクロロチアシド	エカード	あすか	16.9
ホリナートカルシウム	ユーゼル	岡山大鵬	17.1
ジエノゲスト	ディナゲスト	持田製薬販売	17.6
テルミサルタン	ミカルディス	第一三共エスファ	17.6
セフジトレンピボキシル	メイアクト	Meiji　Seikaファルマ	17.7
オルメサルタン	オルメテック	第一三共エスファ	17.9
ロスバスタチン	クレストール	第一三共エスファ	17.9
イルベサルタン	アバプロ/イルベタン	DSファーマバイオメディカル	17.12
ベポタスチン	タリオン	ニプロ	18.3
イルベサルタン・アムロジピン	アイミクス	DSファーマバイオメディカル	18.6
レボロフロキサシン	クラビット	第一三共エスファ	18.6
エチニルエストラジオール・ノルエチテロン	ルナベル	あすか	18.12
シロトジン	ユリーフ	キッセイ	19.3
ゲフィチニブ	イレッサ	第一三共エスファ	19.3

ス」のジェネリックは、仏サノフィ自身が新薬のプラビックスと全く同じ成分であることを保証したAGである。ネックは高額なライセンス料だといわれている。元々利益率の低いジェネリックだけに、黒字化するために販売力がなければならない。一方、沢井製薬はAGには手を出さない方針。独自の改良が加えにくいとからだという。

AGをめぐる動きは、業界の有り様を変える前触れかもしれない。実際、ニプロは田辺製薬からジェネリック事業を買収、同社の抗アレルギー薬「タリオン」のAGを発売した。また、持田製薬は子宮内膜症治療薬「ディナゲスト」のAG、キョーリン製薬ホールディングスも抗アレルギー「キプレス」のAGが売上を伸ばしている。

また、薬価引き下げがあっても売上が増加したのは、「バイオシミラー」が貢献している。バイオテクノロジー応用医薬品の後続品として開発された。09年に国内で初めて製品が発売された。その後、バイオシミラー市場は新規成分の増加で拡大。18年の市場規模は前年比49・3%増の２１５億円。今後も期待されている。

ジェネリックメーカーの生き残り戦略

使用促進策が打たれ、目標であるジェネリック医薬品のシェア80％を達した後、大半の業界関係者は市場は頭打ちになる見方をしている。

最近では田辺三菱やエーザイがジェネリック事業を売却、富士フイルムファーマは解散した。経営環境悪化が予想されるなかで、自らの手で成長していくか、岐路に立たされている。打開策の1つは海外進出だ。人件費が安く、原薬確保に有利な東欧やインドで生産拠点を活用してくる外資に対抗するために、国内メーカーが海外拠点を拡大する動きが出てきた。

沢井製薬は17年に米製薬のアップシャー・スミス・ラボラトリーズの後発薬事業を買収したことで、売上増を目指す。

アップシャー・スミスは１９１９年に設立し、約30品目の後発薬などを持つ。市場シェアや収益性が高い中枢神経系や低カリウム血症の治療薬など強みだ。

米国の後発薬市場は年約10兆円と、日本の10倍以上あるとされる。沢井製薬は２０１３年に米国に進出したが、発売を予定していた脂質異常症の治療薬「ピタバスタチン」に対して興和と日産化学工業から特許侵害で訴えられていた。

日医工も海外に活路を見いだそうとしている。同業の米セージェント・ファーマシューティカルズを買収した。アメリカは世界のバイオ医薬品売上高の５割強を占めている。セージェントは病院向け注射剤のジェネリックで高いシェアを持つ。今後、この販売網を活用して、日医工はバイオ後続品を販売する戦略だ。また、エルメッドエーザイを買収し、「エルメッド」として完全子会社化した。

東和薬品は国内中心に事業を進めてきた。営業所や代理店を通じた「直販」に加え、医薬品卸経由の販売を開始した。海外展開に関しては3カ年中期計画で、アメリカ市場とＡＳＥＡＮ（東南アジア諸国連合）市場への進出に意欲を示した。

一方、後発薬世界最大手のテバ・ファーマシューティカル・インダストリーズは05年に日本進出を果たしたものの伸び悩み、日本のジェネリック御三家の後じんを拝していた。そこで武田薬品工業とタッグを組み16年、合弁会社武田テバファーマを設立、武田というブランド力を手に入れた。また、流通ルートを見直し、メディパルホールディングスとアルフレッサホールディングスの大手2社の系列会社に集約した。さらに、テバグループの生産する安価な原薬を増やしている。現在は国内の工場で生産しているが、生産コストの安い海外への移管を検討している。ブランド、流通、生産の見直しで、巻き返しなるか関心は高い。

4 一般用医薬品（大衆薬・OTC医薬品）メーカー

安全重視の大衆薬

一般用医薬品は薬店や薬局で消費者が自分で選んで買える薬で、大衆薬ともOTC医薬品とも呼ばれている。医療用医薬品に比べて一般的に薬の有効成分の含有量が抑えてある。というのは、手にする人の世代が幅広く、体質も様々なことから、安全性が重視されているのだ。

一般用医薬品は、薬の飲み合わせや副作用などのリスク程度に応じて3つに分類されている

医療用医薬品として長い間使用され、安全性が十分に確認できた薬（薬の作用が比較的穏やかで副作用が少ないもの・病気や症状について自己判断しやすい・使用方法がわかりやすい）は、一般用医薬品として販売が可能になる。これを「スイッチOTC医薬品」という。

国はセルフメディケーション（自主服薬）を進める観点から、医療用医薬品の成分を転じて利用する市販薬「スイッチOTC」を認めている。一般用医

一般用医薬品（大衆薬）の分類

第１類
副作用　リスクが高い
一般用医薬品としての使用経験が少ない等、安全性上特に注意が必要
薬の例　胃腸薬「ガスター 10」、発毛剤「リアップ」など
情報提供　義務
第２類
副作用　比較的高い
まれに入院相当以上の健康被害が生じる可能性がある成分を含む
薬の例　主な風邪薬、「葛根湯」などの漢方薬、鎮痛剤など
情報提供　努力義務
対応者　薬剤師または登録販売者
第３類
副作用　比較的低い
日常生活に支障をきたす程度ではないが、身体の変調・不調が起こるおそれがある成分を含むもの
薬の例　ビタミン剤、整腸薬など
情報提供　不要

薬品市場に占める割合は３割にもなっている。スイッチ薬をさらに後押しする「セルフメディケーション税制」を17年１月から始めた。スイッチ薬の購入金額が１万２０００円を超えた場合、購入金額の一部を所得から控除できる制度だ。対象は約１６００品目ある。

大衆薬の市場規模は縮小傾向

２０００年代に入ってもっとも市場が拡大したのは01年度で１兆３３３８億円だった。その背景には１９９９年の薬事法改正でドリンク剤が薬局以外のコンビニなどでも販売できるようになったことが挙げられる。逆に市場が縮小したのは14年で１兆５３８億円。消費税増税による買い控えが主な要因だ。18年１兆１４７１億円で、過去20年でみれば市場は縮小傾向にあるといってよい。

売上が減少したのはドリンク剤や風邪薬、胃腸薬、ビタミンE剤など。逆に増加したのは漢方薬でこの20年間で２３０億円超のプラスとなっている。また、PCやスマホの利用頻度が増すにつれ、目のトラブルが増えたことから目薬も売上を伸ばしている。

新興国への進出目立つ

国内需要が頭打ちの現在、大衆薬各社は新興国での販売に力を注いでいる。ロシア、東南アジア、中国などで需要が高まっている。例えばロシアでは抗生物質のような緊急度が高い医薬品は保険償還されるが、自己負担の薬も多く、一般用医薬品の需要は高い。その販路を切り開いたのが武田薬品工業だ。東欧や旧ソ連圏、中南米などの新興国に強みを持つスイスの製薬大手を買収した。

新興国の現地メーカーと柔軟に手を組んで進出するケースは多い。その理由は使える成分が国ごとによって異なるので、自社ブランドでは販売できないからだ。大正製薬、第一三共ヘルスケアなどはそのよい例だろう。

ネット大衆薬と処方薬のいま

しかし、一般用医薬品の薬のネット販売は14年に解禁された。誰もがサイトを開けるわけではない。薬局のような店舗で販売する許可を得る必要がある。ネットを通じて購入する人は、この店舗内の営業時間内に実施しなければならない。

しかも、一般用医薬品（大衆薬）は、無制限に買えるわけではない。特に効き目の強い「第1類医薬品」は取り扱いが厳しい。消費者は年齢や性別、現在服用している薬などを「問診票」に記入して申し込む。するとサイトの薬剤師から使用上の注意点などが送信される。このとき、自動送信・一斉送信は禁止されており、患者ごとに必要な情報を提供しなければならない。そのメールを受け取り、注意事項を了承した旨をURLでクリックすると、初めて購入契約を結んだことになり、後日大衆薬が宅配便で送られてくるシステムだ。

一方、医師の診察を受け、処方された医療用医薬品を自宅からインターネットで購入できる規制緩和が18年6月、愛知県、福岡市、兵庫県養父市の3地域で始まった。対象は生活習慣病など長期間にわたって飲み続ける必要がある病気の治療薬に限られる。また、「居住区に薬局がない」「薬局に行くために公共交通機関が1時間に1本以下」など、地域によって条件がつく。

購入手順は次の通り。①医師のネット診療を受診し、薬局に購入を申請する②病院が薬局に処方箋を郵送する③購入者と薬剤師が服薬指導の日程を調整④スマートフォンやタブレットのテレビ電話で、薬剤師から画面を通じて指導を受ける⑤処方薬が自宅に配送され、代金を払う。これらの手順・条件では使い勝手が悪く、はたして対象者はどれくらいいるのだろうか、首をかしげざるを得ない。

ともあれ、大衆薬のネット販売が解禁されたことで、米アマゾン・ドット・コムや楽天などのネット通販大手が相次いで参入、実店舗から顧客が流れているのも事実だ。薬局はどのような手を打ってくるのだろうか。

5　主な日本の医薬品メーカー

武田薬品工業

【歴史】１７８１（天明元）年、江戸時代中期に医薬品業のメッカ大阪市の道修町で創業。以来、およそ2世紀にわたって日本の医薬業界をリードしてきた。１８９８（明治31）年に白丸に赤い三角の「ウロコ印」の商標登録。樹木の年輪と同じように年々成長を続ける魚のウロコには「人々の生命と健やかな暮らしを探り続けるタケダ」のテーマが込められている。

１９４３（昭和18）年に武田薬品工業と改称。３年後には最大の製造拠点、光工場を設立した。葉酸の合成を手始めに、ビタミンB_1誘導体のアリナミン合成、グルタミン酸ソーダ製法の確立など、事業内容は多岐にわたる。国際化も積極的に進め、〝世界のタケダ〟の呼び声は高い。

【動向】15年3月期連結決算で49年の上場以来、初の赤字決算となったが、1年で黒字転換となった。日本の医薬品メーカートップの座は揺るがないが、薬価下げが続く国内市場は厳しく、国内売上高は５７１０億円と毎年減少している。

19年1月、アイルランドの製薬大手シャイアーを買収、世界8位となる巨大製薬企業となった。買収後の連結売上高は約3兆４０００億円となり、米国売上高比率が、３割から48％に上昇する。一方、日本の比率は3割から18％に低下するが、グローバル企業の証ともいえるだろう。

重点領域を「オンコロジー」「消化器系疾患」「ニューロロジー（神経精神）」の3つに定め、構造改革を進めてきた。主力製品の潰瘍性大腸炎・クローン病治療薬「エンティビオ」の売上が2000億円を突破し、好業績を牽引。18年7月には日本でも承認取得し、19年度には売上高が約3400億円に達する見通しだ。

また、再生医療の研究開発にも取り組んでおり、15年には京都大学iPS細胞研究所と共同研究契約を締結した。心がん、不全、糖尿病、神経疾患などを中心に研究を行っている。

アステラス製薬

【歴史】05年4月、当時業界3位の山之内製薬と5位の藤沢薬品工業が経営統合して誕生した。

山之内製薬は1923年、「山之内薬品商会」として大阪市道修町に創業。鼻炎治療剤の製造販売などから始まり、戦後まで抗生物質主流の健全経営が持ち味だった。75年頃から新薬開発メーカーとしての実力を発揮し、81年のカルシウム拮抗剤「ペルジピン」、85年の抗腫瘍剤「ガスター」などが分野トップに躍り出て主力製剤に成長、山之内を業界トップスリーの地位に押し上げた。

一方の藤沢薬品工業は1894年、道修町に「藤澤商店」として開業。3年後に発売した「藤澤樟脳」で一躍名を馳せ、1918年にはニューヨーク出張所を開設。研究開発型企業として世界に認知されたのが71年の「セファメジン」。この日本初の注射用セフェム系抗生物質は藤澤の技術力を示し、世界60カ国以上で受け入れられた。早くからの海外戦略に定評があった。

【動向】利益重視の経営で、12年度には営業利益で「武田越え」を達成。好調に業績を伸ばしていたが、17年度は売上高と営業利益で合併後初の2年連続減収となったものの、18年度には増収へと転換した。

最主力製品の前立腺がん治療薬「イクスタンジ」は、12年のアメリカ発売以来売上を伸ばしており、18年度は3000億円を超えた。同薬は早期の前立腺がんにも適応を広げ、ピーク時に4000～5000億円の売上を見込んでいる。

同社は、イクスタンジの他に、更年期に伴う血管運動神経症状治療薬の「フェゾリネタント」、急性骨髄性白血病治療薬「ギルテリチニブ」など6品目を重点後期開発品として位置付けている。なかでもギルテリチニブは、日本で「先駆け審査指定制度」の対象品目に指定されており、18年9月に製品名「ゾスパタ」として承認され、中国でも申請中だ。これらの後期重点開発品の6品目で年間1兆円の売上高を期待している。

武田薬品工業が注力する5領域と製品

領域	製品
消火器系疾患 19%	エンティビオ、タケキャブ、ガテックス
希少疾患 21%	ナトパラ、アディノベイト、タックザイロ、エラプレース リプレガル、ビプリブ
血漿分画製剤 11%	免疫グロブリン製剤、アルブミン製剤
がん 12%	ニンラーロ、アドセトリス、アルンブリグ
ニューロサイエンス 12%	ビバンセ、トリンテリックス
その他 25%	シードラ（眼科用治療薬）、アジルバ（高血圧症治療薬）、コルクリス（痛風治療薬）など

アステラス製薬が力を入れる抗がん剤

一般名	製品名	対応するがん
エンホルツマブベドチン	パドセブ	尿路上皮がん
エンザルタミド	イクスタンジなど	前立腺がん
ギルテリニチブ	ゾスパタ	急性骨髄性白血病
ゾルベツキシマブ	未定	胃腺がん、膵臓腺がんなど

19年から過活動ぼうこう治療薬「ベシケア」など主力商品の特許切れが相次ぐ。そこで同社は細胞治療や遺伝子治療という新領域に注力していく方針を打ち出した。高い技術を持つ海外のスタートアップ企業の買収を検討。約290億円を投じて日本と米国で研究施設や実用化を見込んだ臨床試験薬製造施設を建設する意向だ。

第一三共

【歴史】05年2月、三共株式会社と第一製薬株式会社が経営統合で基本合意、9月、第一三共株式会社として誕生した。

三共は1899年、三共商店として創業。高峰譲吉博士が発見し、米企業が商品化した消化酵素剤「タカジアスターゼ」の輸入販売から始まった。夏目漱石の小説『吾輩は猫である』のなかで、胃弱の先生が手放せない薬である。高峰博士が初代の社長となった三共は、学術顧問の鈴木梅太郎博士がオリザニン（ビタミンB_1）の抽出に成功すると脚気の特効薬「オリザニン液」を発売。続いて農薬の製造を開始し、合成農薬第1号「クロルピクリン（コクゾール）」を商品化するなど、開発型メーカーとして〝東の雄〟の地位を確立してきた。

一方、第一製薬は1915年、梅毒治療剤「サンバルサン」の国産品を製造するために設立されたアーセミン商会が前身。輸入に頼っていた医薬品分野で国産化を実現した先達といっていいだろう。国産第1号のトランキライザー「アトラキシン」の開発などに成功し、「開発の第一」と異名をとるまでになった。

第一三共は発足した当初から事業の多様化を志向。06年にアステラス製薬の大衆子会社のゼファーマを買収。また08年にはインドの後発薬メーカーのランバクシー・ラボラトリーズを買収。その後、連結子会社ではなくなったものの、現在も業務提携を続けている。

【動向】 第一三共は循環器領域に強く、近年はがん領域の研究開発に力を入れている。18年度の売上高は9297億円となり、日本と欧州で抗凝固薬「エドキサバン」が伸長した。国内経口抗凝固薬市場でシェア1位となった。

同社は、25年に向け「がんに強いグローバル企業」を目指し、特にがん、循環代謝領域を中心に研究開発を行っている。2種類の成分を組み合わせてがんを狙い撃ちする「抗体薬物複合体」と呼ばれる新型抗がん剤の開発に経営資源を集中していく方針だ。1剤目の「トラスツズマブ・デルクステカン」は臨床試験で、薬剤耐性ができて既存の抗がん剤が効かなくなった乳がん患者の6割で腫瘍が縮小。がんの増大が止まった患者を含めると9割以上で効果を示した。既に乳がんに対する新薬承認を米食品医薬品局に申請しており、20年にも米国で発売される見通しだ。

ほかにも3つの抗がん剤を研究開発中。その速度を上げ、乳がんの種類を広げるほか、肺がん、胃がん、大腸がんなどにも適応拡大を目指す。

また、疼痛や中枢神経系疾患、心不全、腎障害、希少疾病などにも積極的に挑戦している。

大塚ホールディングス

【歴史】08年、大塚製薬が株式移転を行い、新設親会社として誕生した。

1921年（大正10年）、大塚武三郎が徳島県鳴門市に源流となる大塚製薬工業部（後の大塚製薬工場）を創立。にがりから炭酸マグネシウムを作る化学原料メーカーとしてスタートした。その後、点滴注射液の新製品を投入したことを機に医薬品事業へも参入。当時の最新機器を海外から導入し、輸出も試みるなど積極的に事業を拡大していく。

53年には家庭用殺菌消毒剤「オロナイン軟膏」に続いて、65年には炭酸栄養ドリンク「オロナミンC」を発売し、現在でも主力となる製品を次々と投入。それと同時に事業の多様化によって、大鵬薬品工業、大塚食品などグループ会社を設立し、製薬会社の域を超えた事業展開を行っている。

【動向】同社の医療関連事業は、大塚製薬と大鵬薬品工業が担っている。中枢神経とがんを重点領域に定めており、抗精神病薬「エビリファイ」はピーク時に世界で6500億円を売り上げる大型製品となった。15年に同薬がアメリカでの特許切れを迎えてから業績が悪化したものの、18年度は売上高が1兆2929億円、営業利益が1083億円で増収増益を記録。特に新製品群のグローバル4製品に位置付ける抗精神病薬「エビリファイメンテナ」、「レキサルティ」、遺伝性腎疾患治療薬「ジンアーク」、抗がん剤「ロンサーフ」が売上増に貢献した。なかでも抗精神病薬「エビリファイ」の後継品として発売した「レキサルティ」「エビリファイメンテナ」が大きく伸びている。

今後は医療関連事業やニュートラシューティカルズ関連事業を中核分野としながら、創業時から続く化学事業、医療機器事業に加え、特に大豆の活用を地球規模で探る『Soylution』をテーマとする大豆関連事業、メディカルデバイス事業にも力を入れる。また、これまで扱っていなかった抗体医薬をラインアップに入れる考えだ。難病の腎疾患を治療する新薬候補として抗体医薬の臨床試験を米国で始めた。

エーザイ

【歴史】 田辺元三郎商店（旧・東京田辺製薬、現・田辺三菱製薬）に勤めていた内籐豊次氏が１９３６年に「合資会社桜ヶ丘研究所」を設立したのがスタート。初代社長になった内籐氏が、肝油の特許料を原資として設立した。当時の日本の医薬品業界は、まだ海外の有力会社からノウハウを習得して販売するばかりだったが、無名の同社には、なかなか提供されず、設立当初から自社開発を積極的に行った。

38年には、日本初のビタミンE製剤「ユベラ」を発売したが、激化しつつあった日中戦争を背景に小企業が整理されることとなり、原材料が手に入りづらくなったこともあって41年に「日本衛材株式会社」に改称、食料品を生産することにした。埼玉県に置いた本社を焼失して終戦。しかし、戦後の混乱期にいち早く医薬品業にカムバックし、避妊薬「サンプーン」に続いて「チョコラA」「チョコラC」を発売。55年「エーザイ」と社名変更し、ビタミンAを足がかりに栄養剤、さらに循環器へという進歩を遂げてきた。

【動向】 ピーク時に３０００億円を売り上げた世界初の認知症治療薬「アリセプト」の特許切れ後は業績が低迷していたが、17年度は11年ぶりとなる2桁の増収増益。18年度には６４２８億円を売り上げた。

米メルクと共同開発を進めている抗がん剤「レンビマ」は18年度の売上高は６２６億円となり、特にアメリカでの売上拡大に注力している。加えてメルクの免疫チェックポイント阻害薬「キイトルーダ」との併用療法によって、エーザイはレンビマの売上高をピーク時に年間５０００億円まで伸ばしたい考えで、業績を牽引する製品として期待をかけている。

また、がん領域とともに柱に据えている認知症・神経変性疾患領域では、米バイオジェンとアルツハイマー病治療薬3剤を共同開発。臨床試験を行っていたが中止した。現在は主力抗がん剤の甲状腺がん、腎臓がん、肝細胞がんの治療で使われている「レンビマ」を米国・中国での販売を広げていく。米国では製薬大手のメルクとの開発・販売提携を生かす。

中国では、ブロックバスターで年間売上高１０００億円を目指す。

田辺三菱製薬

【歴史】田邊屋五兵衛が大阪・土佐堀に『たなべや薬』を看板に薬種問屋として１６７８年に創業。

昭和の時代になると合併が続いた。ミドリ十字と合併した吉富製薬（２０００年商号変更・ウェルファイド）と、１９０１年に創業した東京田辺製薬と三菱化学が合併した三菱東京製薬が統合されたのが２００１年、三菱ウェルファーマとなった。07年、田辺製薬と三菱ウェルファーマが合併して田辺三菱製薬が誕生した。中枢神経、免疫炎症、糖尿病・腎、ワクチンを重点領域に据えている。

【動向】同社は19年、神経難病の治療薬「ジレニア」の開発権や販売権を提供しているスイス製薬大手ノバルティスが国際商業会議所（本部パリ）に仲裁を申し立てた。欧米などでの売上に基づいたロイヤルティーの一部の支払い義務がないと主張し係争になった。ジレニアは多発性硬化症という自己免疫異常で生じる神経難病の薬。世界では年間３５００億円を売り上げる大型薬「ブロックバスター」だ。同社にとってロイヤルティー収入は５７７億円と大きく、収益を支えていたが減収になるのは必死だ。

加えて相次いだ不祥事だ。09年から３度、子会社のデータ改ざんなどで行政処分を受けた。経営陣は再発防止に追われ、本来の目的である海外展開に５年ほど遅れたといわれている。

厳しさを増す同社だが19年11月、三菱ケミカルホールディングスが全株式を取得、完全子会社にすると発表した。同社は３月、新型コロナウイルスのワクチン開発を始めると公表した。

同社の子会社であるカナダ・メディカゴがこのほど、新型コロナウイルス感染症に対応したウイルスの植物由来ウイルス様粒子（ＶＬＰ）の作製に成功、ワクチン開発の第一歩を踏み出した。

COVID-19のＶＬＰ作製は、ワクチンを開発するための第一歩であり、ヒトでの臨床試験を20年８月までに開始するために、当局機関と協議している。

6 医薬品・医薬関連業の様々な職種

研究者は〝いちばん〟を目指すキーマン

白衣に身を包んで、試験管をふり、電子顕微鏡をのぞく。そんなイメージに代表される研究開発者は、この業界の代表的な仕事だ。

研究者が、バイオテクノロジーなどの最新技術を使って新しい商品を作り出すことは、会社の存亡に関わる大仕事である。とはいえ、彼らの仕事は長期的な展望のなかでスケジュールを組まれており、それでも、研究者の意図したものに必ずなるとは限らない。さらに、同じような研究を続けている競争者は業界内にとどまらず、公的研究機関、大学、その上海外にまで及ぶ。

となると研究者は、会社の期待を一身に背負い、常に時間と品質において〝いちばん〟を目指すのが宿命。一見、外界と隔絶されたマイペース型の職場環境を連想しがちだが、最終的には利潤追求が使命の企業にあって、世界を相手どる厳しい競争下にあることは予想に難くないだろう。

専門情報を提供するＭＲ

営業職は他の業界と同様、新製品を含めて自社商品を卸業者や小売店に売り込むのが仕事である。特に定着した消費層がない新商品は、的確な販売戦略のもと、少しでも多くの消費者を獲得するのが使命。研究者の新しい発見も生産者の細心を払った工程も、消費者に受け入れられてこそ結実するものと思えば、営業担当者の仕事は最後の詰めといってもよいだろう。

しかし、医薬業界の営業担当者「ＭＲ」は違う。厚生労働省の省令には「医薬情報担当者とは、医薬品の適正な使用に資するために、医療関係者を訪問すること等により安全管理情報を収集し、提供することを主な業務として行う者をいう」と定められている。つまり、ＭＲは最新薬情報の媒介者であり、病院や実験室に閉じこもっている研究者にとっては第三のスタッフなのである。

Medical Representatives の略であるＭＲは、アメリカではかなりステータスが高い。彼らは、１企業の社員である以上に、社会的なモラルを持ち、研究者同士や研究者と消費者、医薬の世界と一般の世界をつなぐ重要なポストにあるという評価を得ている。

したがってＭＲは、自社製品に関する安全性や有効性、的確な使用基準などを医師や薬剤師などに伝えると同時に、他社の商品や医薬品業界の進歩について情報を持っていなければならない。そして、医師が的確な治療ができるよう、また研究者が一刻も早く有効な新薬を開発するように、情報活動を行うのである。

ＭＲが情報を持って飛び交う（ゆえにＭＲは日本では「医薬情報担当者」と呼ばれる）のは、開業医や大学病院の医師たちの間だ。となれば専門知識を習得するために行う研修は、厳しいものになるというのも予想できるだろう。

養成教育は、入社時研修に始まって社の代表として一定のエリアを任されるので、各社ばらつきはあるものの約1年にわたって続く。かなり専門的になるので、薬学部出身者や薬剤師の国家資格を持っているものもいるが、「出身学部については心配ない」と、養成に絶対の自信を持っている会社もある。

ＭＲのニーズに変化

ＭＲ業務についているものは18年度末現在、５万９９００人で、前年度から２５３３人減少している。ＭＲが減少するのは5年連続でピークの13年度と比べると５８００人余り減少した。

その理由として考えられるのは、ブロックバスターの特許切れや、薬価の引き下げが続いていることやジェネリック医薬品の普及が進んできたことで市場環境が悪化したことに加え、スペシャリティ領域の新薬が増えたことで、製薬会社は多くのMRを抱えることが必要なくなってきたことだろう。

各社別にみるとMRを一番多く抱えているのはファイザー、次いで武田薬品工業、第一三共、アステラス製薬の順で、2000人以上のMR数を誇るのは4社だけだ。とはいえこの4社のうち増減ゼロだったのは第一三共だけで、あとの3社は減らしている。特にアステラス製薬は400人ものMRを減らした。

また、18年度は、CSO（医療品営業・マーケティング受託機関）のMRも減少した。前年度より53人減の3614人である。14年度以降、減少が続く外資系企業は1210人減の2万763人、内資系企業は1266人減少し、3万5455人となった。

全体的にMRが削減傾向にあるなかで、製薬会社は自社・外部委託問わず営業リソースを絞り込んでいるとみることもでき、今後の動向から目が離せない。

MRの新しい営業スタイル

MRの仕事は、医師と会うことから始まる。新しい医療情報を提供するからといって簡単にアポがとれるほど、医師は時間に余裕があるわけではない。平日のお昼、あるいは夕方、都心の大学病院で患者とは到底思えないスーツ姿の人を見かけたことはないだろうか。それも医師の部屋の近くの廊下に何人もたむろしている。目当ての医師を見つけると我先に近寄り、話しかける。話す時間は少ないし、空振りに終わることもある。そこで、夜や休日に接待しつつ、コネクションを作ることがかつては常態化していた。

ところが過剰接待が問題化し、企業のコンプライアンス意識が徹底した社会背景が製薬業界を変えることになった。製薬業界は医師との適切な関係を定めたガイドラインを作成、医師との会食に5000

円までと上限を設け、ゴルフ接待を禁じた。女性MRが増加してきたのは、本来の業務に専念できる環境が整ってきたことも大きな要因といえるだろう。

さらに女性が働きやすい環境作りに力を入れている企業がある。明治ホールディングスの製薬子会社「Ｍｅｉｊｉ　Ｓｅｉｋａファルマ」は従来から女性MRの割合が約35％と業界平均の2倍以上。結婚や出産を理由に離職することがないよう支援制度を拡充してきた。例えば15分単位で出勤・退勤の時間をずらすことが可能で、１日最大勤務時間を2時間短くすることができる短時間制度を導入している。同時に子どもが2歳になる誕生日の月末まで転勤の対象外とする制度や、配偶者が海外転勤になって同行する場合、３年以内の休業を認める制度もある。

大日本住友製薬ではMRの営業活動にデジタル技術を取り入れるマーテック戦略推進室を新設した。医師ごとに専用ページを設け、MRとの面談情報や医師向けサイト刷新して医師の閲覧情報などを蓄積、分析して情報提供の選定に活用する。

一方、MRの行動データも蓄積する。パソコンやタブレットで説明するスライド資料をどの順序でどのくらい時間をかけて説明したか記録。医師の反応も残せるようにして活動の振り返りにつなげる。

20年度中に新たな顧客情報管理システムを構築する。研究部門、開発部門、営業部門を一元管理することで医師との関係性を見える化し、各部門が連携した取り組みを行う。

専門MRの育成

スペシャルなMR育成に取り組み始めたのは、第一三共の「がん専門MR」。がんに関する社内資格制度を設けて、社内試験を実施している。

国内の主力医薬品でがん領域の製品はまだ少ないが、有望な新薬の開発が進んでいるため、専門要員を設けることで医師らに情報を確実に伝える体制を整えた。

現在、約２２００人いるMRのうち合計７００人が社内資格を有する。20年度中にも１０００人規模に増やす考えだ。

ＡＩとＭＲの融合で生産性向上

それならば、どのようにして医師と接触を図るのか。ここにきて多くの製薬会社は、ＡＩ（人工知能）やビッグデータを駆使し新たな営業マーケティングモデルの構築に意欲を示している。

そのデータをもとに地域・エリアを軸にした医療ネットワーク作りのなかで、医薬品の情報提供をタイムリーに発信していくことが求められる時代となっている。

新しく生まれたＭＳＬ

近年、欧米で普及してきたのがメディカル・サイエンス・リエゾン（ＭＳＬ）。ＭＳＬは、ＭＲとは異なり、営業活動には直接携わらない。先端医療を担う病院などを訪問し、疾病や薬剤に関連した学術情報を提供する。ＭＲが禁じられている承認前の新薬情報も伝えられ、医師が関心を持つテーマを探り出すのも役割に入る。

販売実績が問われないことから、評価は医師への高度な専門知識を駆使した説明能力や薬剤情報提供となる。よって所属も営業部門ではなく、学術部門になる企業が多いようだ。

ＭＳＬが注目された背景に、ノバルティスファーマなどの不祥事があるようだ。医師が本来主導する臨床研究に、製薬会社の営業担当が不正関与した問題（事実上の丸投げ）や、用途を限らない多額の奨学金の寄付などが発覚し、医薬産業の信頼を大きく失意させた。

日本製薬工業協会は２０１４年、臨床研究への支援に対して中立性が疑われる労務提供や、営業部門による奨学寄付金の提供を見合わせるように加盟各社に求めた。こうした環境変化に対応するために、病院への訪問規制の対象にならないＭＳＬを活用する動きが活発になってきたといえるだろう。

7 医薬のアウトソーシング

薬が製造され、販売されるまで多くの人間がかかわっている。製薬会社から委託を受けて業務を行う専門職がある。

ＣＲＯ（Contract Research Organization）医薬品開発業務受託機関

新ＧＣＰ（医薬品の臨床試験に関わる新しい実施基準）が施行されて以来、日本国内の臨床試験は、国際基準への対応とそのインフラ作りが迫られた。製薬企業に課せられた責任が重く、ともすれば新薬開発への足かせとなってきた。その負担軽減の道として、臨床試験の外部委託を選択する企業が増えている。

近年、主に外資系製薬企業で、臨床試験に関わる様々な業務を代行・支援する組織はＣＲＯといわれている。サポートする業務は、臨床試験が関連法規や実施計画書に沿って実施・記録・報告することや、被験者の人権・安全などを保障するモニタリング。臨床試験で集積されたデータを倫理的・科学的に処理するデータマネジメント及び統計解析。そして承認申請のために必要な書類・論文を作成する業務などだ。また、製造販売後の調査も行っている。

ＣＲＯが新薬の製造承認する際には、各社独自の方式で治験データを収集、提出していた。これが16年度から国際標準に対応した申請が求められるようになる。この国際標準は「ＣＤＩＳＣ標準」といわれ、アメリカで策定された。具体的には臨床試験研究計画書から申請、統計解析に必要なデータ、さらにはデータ転送の形式まで規定する。米食品医薬局や欧州医薬品庁の新薬の申請にＣＤＩＳＣ標準が使用されており、日本のＣＲＯ業界でも対応が求められる。

ＣＭＯ（Contract Manufacturing Organization）医薬製造の受託機関

05年の薬事法改正によって、医薬品製造販売の許可は、製造所の保有を前提としないことになった。法的な整備ができたことで、自社製造だけでなく製造のアウトソーシングを活用、その需要は年々拡大している。

市場が拡大したことにより、10年11月に日本ＣＭＯ協会が設立された。市場規模等統計資料の作成や適正な契約のあり方など独自のガイドラインの策定に取り組んでいる。近年、受託生産する海外メーカーが参入してきているだけに、各社間の情報交換や業界団体としての体制整備をするのが狙いだ。

ＣＳＯ（Contract Sales Organization）

製薬企業のＭＲが受け持つ仕事を、外部に委託するケースも増えている。その受託機関がＣＳＯで、医療機関に対して、医薬品の営業やマーケティング業務等を行う。製薬企業は必要なときに、必要な人員を確保し、任意の時期に解約できるので、年々需要が高まっている。

ＣＲＡ（Clinical Research Associate）臨床開発モニター

治験の依頼者である製薬企業の立場から、医療機関で行われる治験が、実施基準（ＧＣＰ）や計画書に沿って正しく行われているかどうかの監視と確認（モニタリング）を行う。

担当医師や患者と接する機会が多い上、その業務において医薬品に関する知識が幅広く求められるため、看護師や薬剤師、ＭＲ（医療情報担当者）、臨床検査技師など、医療職で活躍していた人からの転職が多い。

ＣＲＣ（Clinical Research Coordinator）治験コーディネーター

医療機関側の立場から、治験の実施基準と薬事法に沿って治験が適切に行われているかをチェックして、被験者、担当医師、製薬会社の間の調整を行う。また、治験参加前の被験者への同意説明（インフォームドコンセント）などの医学的判断を伴わない業務、通院・検査スケジュールの管理、その他治験に関わる事務的業務やチーム内の調整など、治験全体が円滑に実施できるよう支援することも仕事の1つ。

医療の知識や医療機関の仕組みを理解していなければならないので、看護師や薬剤師、臨床検査技師などがＣＲＣの業務を担当することも多い。

SMO（Site Management Organization）治験施設支援機関

治験実施施設（医療機関）と契約し、ＧＣＰに基づき適正で円滑な治験が実施できるよう、医療機関において煩雑な治験業務を支援する組織。治験に関わる医師や看護師、事務局の業務を支援することにより、スタッフの負担を軽減し、治験の品質・スピード向上を支援する。

DM（Data Management）

データマネジメントは、治験の円滑な実施をサポートする。治験では、実施施設（病院）で医師が被験者に投与した治験薬の有効性と安全性をデータで評価し、厚生労働省に承認申請する。しかし、医師から集めたデータはデータとしては不足している部分もあれば誤りもあり、統計で解析できるような状態ではない。そこでＤＭが活躍する。

ＤＭは、被験者に関する症例報告書（ＣＲＦ）のデータ入力、不足しているデータの洗い出しや記入ミスの指摘や訂正など、治験薬の効果が統計的に検証できるようデータの洗練を行う。また承認間もない新薬の全症例の解析を行い、治験段階では発見できなかった副作用やその前兆がないかをチェックすることも重要な仕事だ。

Chapter 3

先進医薬品の最前線

1 バイオ医薬品が主戦場

年々拡大する市場

バイオ医薬品はたんぱく質や哺乳類細胞、ウイルス、バクテリアなどの生物によって生産される物質に由来している。バイオ医薬品は多様で特異的な標的を持つことから，多くの病気と幅広い患者集団へ最先端の治療を提供する新しい道を開く。

全世界のバイオ医薬品市場は年々拡大しており、2010年の12兆円から2018年には24兆円に達した。上位100品目の売上においても、バイオ医薬品の占める割合が増加（2010年34%→2018年53%）。市場拡大は今後も続き、2024年には38兆円になると予測されている。

バイオ医薬が脚光を浴びている背景には、これまで主流だった化合物を合成して製造する新薬創出が困難になっている事情があるといわれている。化合物の有効成分がほぼ出尽くしているというのだ。一方、バイオ医薬は遺伝子解析などで病気の原因となる物質を探して創薬する手法。特に抗がん剤の開発に向いている。

研究開発が進むなか、企業の設備投資も活発になっている。第一三共は国内3工場にバイオ薬の生産設備を整備する。中外製薬は抗体原薬を少量多品種で生産する設備を導入する。

バイオシミラー

副作用が従来型より少ないとされるバイオ医薬品だが高額な商品が多い。そこで、特許が切れたあとに発売されるジェネリックに期待が集まっている。いわゆる「バイオシミラー」あるいは「バイオ後続品」と呼ばれている。その定義は新薬と「同等同質」の成分を持つ物質ということだ。一般的なジェネリックとは異なる分子構造のため、新薬と同じような臨床試験を実施しなければならない。従来のジェネリック薬は物質の同質性に加え、服用後の体内の成分濃度など薬物動態が新薬と同じであると立証すればいい。バイオ後続品は加えて、薬の有効性の立証が求められるため、臨床試験が求められるのだ。

バイオ医薬品の作り方

発現プラスミド構築

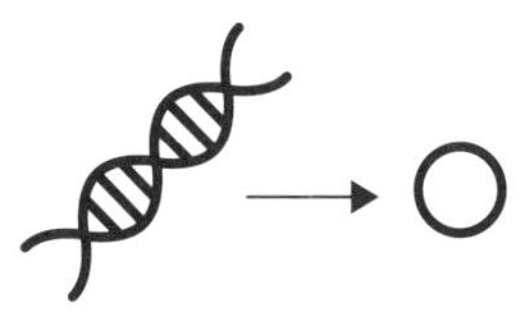

目的のヒトのたんぱく質を造る遺伝子をプラスミド（核外遺伝子）に組み込む

細胞への導入

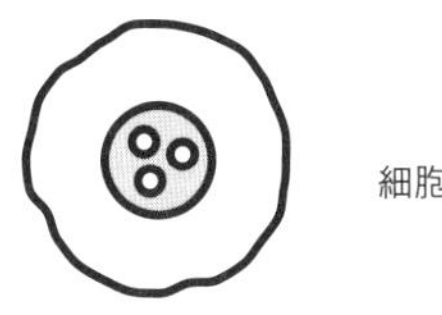

（大腸菌・酵母・細胞など）

セルバンク作成

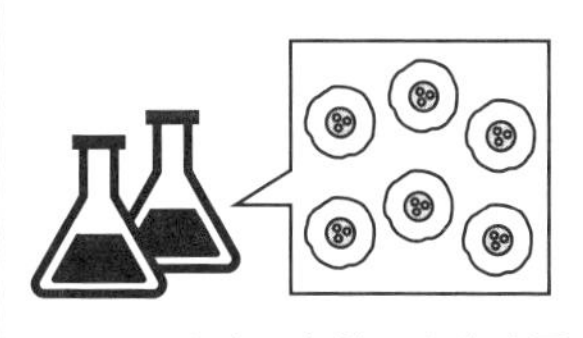

マスターとなる細胞から生産用の細胞を作成（冷凍保存）

培養・増殖

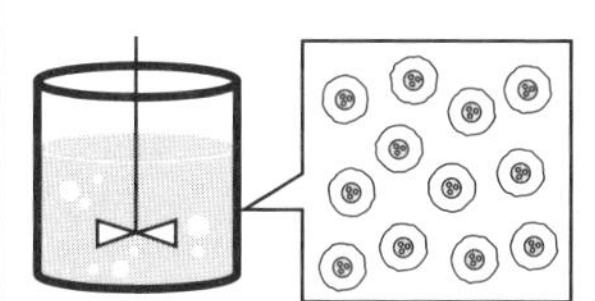
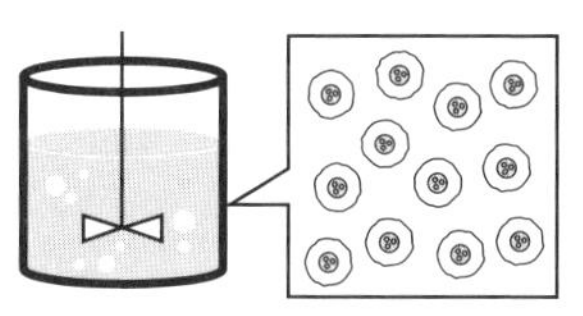

生産用の細胞を大量に培養→培養された細胞が目的たんぱく質を合成

精製・濃縮

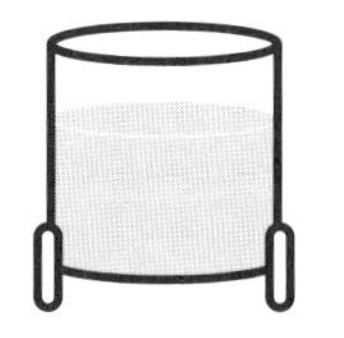

培養液から細胞・不純物を濾過・除去し、目的たんぱく質を濃縮

製剤化

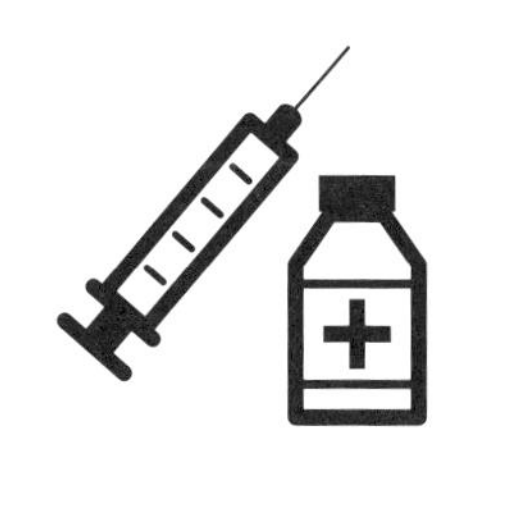

厚生労働省　バイオシミラーの現状（平成27年7月23日）をもとに作成

2 日本が主導する再生医療等製品

再生医療等製品が18年以降、相次いで承認

細胞を治療に使う再生医療の動きが活発になっている。スタートは13年に遡る。政府は医療を成長戦略分野の1つとして位置付けて法整備を整えた。13年に超党派で提出された「再生医療推進法」が可決した。

同年の薬事法改正では、これまでの「医薬品」「医療機器」に加えて、新たに「再生医療等製品」という新カテゴリーが作られた。同時に再生医療等製品に「仮承認」の制度を導入し、早期承認の道を開いた。14年11月に「医薬品医療機器等法」（旧薬事法）として施行された。

医薬品は安全性と有効性の両方が認められないと承認されない。再生医療等製品は、通常の医薬品と異なり、個人差により細胞成分が異なる部分があったり、有効量も異なったりする。そのため有効性の確認に時間がかかり、承認が遅れていた。

再生医療等製品は急性期の副作用などの安全性が認められれば、有効性が推定された時点で「条件付き承認」として7年間販売できるようになる。この間に有効性が確認できれば、もちろんその後も販売できる。結果、再生医療等製品が最短2～3年で販売可能となる。開発費も大幅に圧縮できる。

日本で最初に承認されたのは07年、開発に10年かかった治療用人工皮膚「ジェイス」、次いで12年の人工軟骨「ジャック」だ。これで弾みがついた。15年9月、テルモが開発した「ハートシート」。患者の太ももなどから採取した筋肉の細胞を培養し、

シート状にしたものを、患者の心臓に貼り、心筋を活性化させて心臓の機能を保つ。重い心不全の患者に適用しようというものだ。ただし、治験対象者が7人と少なかったことで、5年間に限って使用を認める条件がついた。テルモは5年以内に治験数を整えた上で、改めて厚労省に申請する必要がある。

同じくJCRファーマが開発した点滴液「テムセルHS注」が承認された。健康な人の骨髄から採取した細胞を培養し、骨髄移植された患者の静脈に注射する。これは臓器や皮膚を攻撃する急性移植片対宿主病の治療に使われるもので、免疫抑制剤のステロイドが効かない患者が対象となる。

その後3年以上承認品目がなかったが、18年になると承認に向けた動きが一気に加速した。先駆け審査指定制度の対象品目（計9品目）の中では、ニプロの脊髄損傷治療用の「ステミラック」が承認された。

世界をリードする iPS細胞を使った再生医療

京都大学の山中伸弥教授らが世界に先駆けて開発し、ノーベル賞を受賞した「iPS細胞」の臨床研究が世界で初めてスタートしたのが14年のこと。近年、病気の治療に向けて本格的に動き出している。

理化学研究所などのチームが目の難病「加齢黄斑変性」患者への移植手術を初めて実施した。

18年、パーキンソン病の移植手術、19年7月には大阪大学が角膜の移植手術を行っている。そして20年1月、iPSから育てた心臓の細胞をシート状にし、重症心不全患者に移植する世界初の手術が大阪大学で実施された。

京都大学が蓄積するiPS細胞を培養して増やし、心臓の細胞を作り凍結保存。手術日程に合わせて解凍して培養し、シート状に加工。手術は傷んだ心臓の患部に貼り付けた。1年間の経過観測で、安全性や心機能の回復度合いなどの有効性を調べる。

再生医療の日本市場は12年、90億円だったが、早期承認への道が開かれたことで、企業の開発・投資意欲が高まることが予想される。

ミューズ細胞で再生医療を加速

脊髄損傷を対象疾患としたミューズ細胞製品の臨床試験が開始された。従来の脊髄損傷の治療では、運動麻痺及び感覚麻痺の十分な改善が得られなかった。

ミューズ細胞は末梢血や骨髄及び各臓器の結合組織中に分布している内因性の修復幹細胞で、遺伝子の導入や事前に分化誘導したり、外科手術で細胞を移植したりする必要もなく、そのまま静脈内に投与するだけで損傷部位に集積し、そこに生着して組織を修復する。

ラットでは体内の脊髄が傷ついた部分からは〝SOSシグナル〟が出ていて、投与されたミューズ細胞が、そのシグナルをキャッチして自ら傷ついた部分に移動し、新しい神経細胞になって修復したと考えられるとしている。

臨床試験では単回投与による有効性と安全性を検討する。

再生医療関連ビジネスも活発化

再生医療市場の拡大を見込んで、周辺ビジネスが活発化している。計測器大手のアンリツは、再生医療製品の製造から患者への投与データまでを、一元管理するシステムを開発中だ。これは医薬品医療機器等法では、生きた細胞を使用するため効果が測定しにくい再生医療製品について、有効性がきちんと証明できる前に「仮承認」と認める制度を作ったことから、長期にわたって患者の記録を管理し、検証していくためのシステムである。

日本ユニシスは再生医療を使う細胞を冷凍して長期保存する技術の開発を進めている。ニコンは細胞培養で世界最大手のスイス・ロンザと提携し、17年には細胞培養の工場を設ける。ソフトウエア大手の富士ソフトも培養受託を始めた。

再生医療の周辺産業の国内市場規模は、20年には950億円になる見通しだ。

3

成長続ける遺伝子治療薬

30年には5兆円市場へ

遺伝子治療は、ある遺伝子を患者の体内に入れ、その遺伝子が作り出すたんぱく質の生理作用により病気を治癒させる最先端技術のことだ。病気の部分に直接働きかけるため、長期間にわたって治療効果が続くといわれている。特に遺伝子疾患や難病・希少疾患に対して有効で、次世代医薬品の「本命」といわれている。

市場規模は右肩上がりで成長しており、30年には5兆円産業に成長する見込みだ。

世界初の遺伝子治療が開始されたのが１９９０年と、わずか30年前と歴史は浅いにもかかわらず、急成長を遂げているのは、それだけ「よく効く」治療薬ということなのだ。

第1号は米国で、先天的な免疫不全症であるＡＤＡ欠損症の患者を対象に実施された。日本では１９９５年に北海道大学で行われたＡＤＡ欠損症の治療を皮切りに、30以上の遺伝子治療の臨床試験が実施されているが、先行しているのは欧米で、１０００件以上の臨床試験が進んでいる。米食品医薬品局（ＦＤＡ）では25年までに米国で10～20種類の遺伝子薬が追加承認される見通しで開発ラッシュとなっている。

なかでもスイスのノバルティスやロシュ、米ファイザー、仏サノフィなどの大手製薬メーカーが先行、開発競争は激しい。代表的な製品はノバルティスの「キムリア」。がんに対する攻撃力を高めた免疫細胞を体内に戻す療法で、白血病患者の8割でがん細胞が消失する効果が確認されている。

米国では17年、スパーク・セラピューティクス（スイス・ロシュが買収）の網膜の難病向け遺伝子薬「ラクスターナ」が承認された。続いて米アベクシス（ノバルティスが買収）の乳幼児用の遺伝子難病の治療薬「ゾルゲンスマ」が承認されている。

日本初の遺伝子治療薬

日本でも本格的に開発に乗り出している。アステラス製薬は米のスタートアップ企業を19年12月に買収した。また、大学が持つ技術の取り込みにも意欲的だ。鳥取大学と固形がん治療で提携したほか、東北大学発スタートアップのクリノと網膜疾患治療、さらに自治医科大学発の遺伝子治療研究所とALS治療で研究開発を進めている。

日本では19年、大阪大学発スタートアップ企業アンジェスの「コラテジェン」が承認され、医療現場で使われている。

コラテジェンは生活習慣病で足や手の血管が詰まり、潰瘍ができた患者に対し、新しい血管を作る遺伝子を注入して血行を改善する。

その値段は1回60万円と「意外」と安価だった。海外では既存の治療法などに比べて治療効果がどの程度高まるかを基に製薬会社が算定。その上で民間の保険会社と交渉して決めるため、時に億単位となるなど高額となりやすい。日本は政府による公定価格方式で価格が安く設定される傾向にある。

アンジェスは今後、患者数の多い米国への進出を図る考えだ。


企業と大学が連携して開発を進める遺伝治療薬

三重大学＋タカラバイオ	白血病
山口大学＋武田薬品工業	固形がん
自治医大＋タカラバイオ	小児神経難病
名古屋大学＋タカラバイオ	メラノーマ
大阪大学＋アンジェス	潰瘍
九州大学＋アイロムグループ	網膜色素変性症
東京大学＋第一三共	脳腫瘍
鳥取大学＋アステラス製薬	固形がん
岡山大学＋杏林製薬	胸膜中皮腫

4 がんゲノム医療・核酸医薬

個別に最適の治療薬を提案

がん患者に効果がある最適な抗がん剤を遺伝子から調べる「がんゲノム医療」が日本でも本格的に始まった。

がんが生まれる主な原因は2万ある遺伝子の異常、すなわち遺伝子に傷が入ることだとされている。そのため、がんの遺伝子を検査してこの傷を調べることで、特定のがんの診断や、追加治療の必要性の検討や、薬物治療（抗がん剤）の選択の補助に用いることができるようになってきている。これを「がんゲノム医療」と呼ぶ。

その遺伝子検査は1~2つの遺伝子を対象にした検査と、複数の遺伝子を一度に調べる遺伝子パネル

国内の主ながんゲノム医療の取り組み

サービス名	解析遺伝子数	実施医療機関
NCCオンコパネル	114	全国の中核拠点病院と連携病院
ファウンデーション・ワン	324	全国の中核拠点病院と連携病院
オンコマイン	46	大阪大学病院など
近大クリニカルシーケンス	130	近畿大学病院など
MSKインパクト	486	順天堂大学病院など
プレシジョン検査	160	慶応大学病院など
ガーダント360	73	四国がんセンターなど
オンコプライム	224	京都大学病院など
九がんゲノム医療システム	50	九州がんセンター
キャンサープレックス	435	新潟大学病院など
ミンツ	7	自治医科大学病院など
東大オンコパネル	927	東京大学附属病院など
プレシジョン・ラピッド	160	慶応大学病院
P5がんゲノムレポート	52	岡山大学病院など

検査がある。パネル検査では治療と関連するがん遺伝子の変化を効率的に解析することが可能だ。この検査によって標準治療がない、また終了した患者を対象に、なんらかの次の薬物療法を探索することができる。

パネル検査は手術で摘出されたがん組織、または生検で採取したがん組織を使い、血液検査も行う。

検査によって治療に適した薬が見つかる可能性は５割程度といわれているが、実際に治療が施された患者は全体の１～２割程度だ。

19年６月に保険適用された。保険診療の要件は、局所進行もしくは転移が認められ、標準治療が終了した胃がんや肺がんなどの固形がんの患者。検査ができるのは厚生労働省が認めた全国11カ所の中核拠点病院と、連携する１００カ所超の医療機関。

遺伝子検査のサービス事業者は患者の検体を受け取り、分析機器で遺伝情報のデータを読み取る。その上で米ＩＢＭなどの事業者が提供する分析ツールを活用し、データから患者の遺伝子変異の情報などを抽出。学術論文などと照合してリポートを作成する。その結果を解析し、医師が最適な薬を選択する。

核酸医薬

核酸医薬は、低分子薬や抗体医薬では狙えない標的分子をターゲットにできるため、これまで治療が困難だった疾患に対する可能性がある。近年、次世代の新薬として関心が高まっている。

世界全体の承認品目は５年前まで３品目だけだったが、16年から18年の２年間で５成分が一気に承認された。

核酸医薬は構造や標的、作用機序などによって「アンチセンス」「ｓｉＲＮＡ」「ｍｉＲＮＡ」「デコイ」「アプタマー」「ＣｐＧオリゴ」に分かれる。これまで承認されたのは「アンチセンス」が中心だったが、18年に世界で初めて承認されたのが「ｓｉＲＮＡ」だ。短い２本鎖のＲＮＡが細胞内に入り込み、メッセンジャーＲＮＡ（リボ核酸）を分解し、疾患原因のたんぱく質をなくす働きをする。こうした働きにより疾患の進行を遅らせるとされている。

日本の最近の動きをみると、日本新薬はデュシェンヌ型筋ジストロフィー（DMD）に対する治療薬として「ビルトラルセン」を19年9月、国内製薬初めて承認申請した。国内大手のメーカーの動きも本格化している。第一三共、武田薬品工業、大塚製薬、アステラス製薬、エーザイ、田辺三菱などがそれぞれ研究開発を行っている。

また、米国の核酸医薬の有力企業であるアルナイラム・ファーマシュティカルズが、日本進出に乗り出した。特定のたんぱく質の生成に関わるメッセンジャーRNAに作用するsiRNA核酸医薬の「オンパットロ」の発売を開始した。全身の臓器に障害が出る疾病に対して、進行を抑える。

患者はトランスサイレチンというたんぱく質を合成する遺伝子に変異があるため、壊れた遺伝子のかたまりが体内に蓄積。神経障害や呼吸困難などが起こる。オンパットロはこの遺伝子の働きを制御することで病気の進行を止められる世界で初めての医薬品だ。3週間に1回、点滴で投与する。他にも21年までに4つの薬剤が発売予定だ。

核酸医薬をめぐる日本企業の最近の主な動き

日本新薬	デュシェンヌ型筋ジストロフィー治療薬 viltolarsen（NS-065/NCNP-01）を開発。20年承認
第一三共	デュシェンヌ型筋ジストロフィー治療薬 DS-5141 が国内 P1/2
武田薬品	シンガポールのウェーブ社と遺伝性神経疾患に対する核酸医薬の開発で提携。ハンチントン病治療薬は P1b/2a。筋萎縮性側索硬化症（ALS）治療薬も近く臨床試験を開始
大塚製薬	リボミックと提携し、アプタマーを開発
アステラス	リボミックと提携し、アプタマー創薬で共同研究
エーザイ	子会社カン研究所が阪大など6機関と共同研究開発。AMED の医療研究開発革新基盤創製事業（CiCLE）に採択
田辺三菱	ステリック再生医科学研究所を買収。炎症性腸疾患に対する核酸医薬（siRNA）を獲得

各社のプレスリリースなどをもとに作成

5 がん治療の開発に注力

がん免疫治療薬は18年、ノーベル賞を受賞した京都大学の本庶佑特別教授の発見が生んだ小野薬品工業の「オプジーボ」が代表例だ。当初は皮膚がんの一種である悪性黒色種で、続いて非小細胞肺がん、腎細胞がんにも認められるなどに適用範囲は広がっている。19年には食道がん、肝細胞がんの治療薬として申請準備をしている。

オプジーボは16年度の売上が、前年度の6倍となる初登場で売上2位、1190億円とメガヒットとなった。14年9月の薬価収載時の薬価は100mg10mℓ1瓶で72万9849円。高額薬剤の象徴として取り上げられ、17年緊急薬価改定で36万4925円と半額となった。18年4月には27万8029円、11月には17万3768円と発売からわずか4年あまりで薬価が4分の1となり、業界関係者の衝撃は大きい。

がん免疫治療薬に注目

がん免疫薬は手法の違いにより、がんが免疫細胞の攻撃から逃れる機能を外す「免疫チェックポイント阻害剤」と遺伝子操作で免疫細胞をパワーアップさせ、がん細胞を攻撃する「CAR-T(カーティー)」に分かれる。

○免疫チェックポイント阻害剤

いまや日本人の2人に1人ががんにかかるといわれている。製薬メーカーにとってがん治療薬が開発ターゲットになるのは自然の流れでもある。

近年注目されているのが体に備わる免疫の仕組みを使ってがんを治療する「免疫チェックポイント阻害剤」である。

かった。それでも、18年の医薬品売上で7位となっている。

ライバルも現れた。米製薬大手のメルクの「キイトルーダ」である。米食品医薬品局は肺がんに対する新たな使用法を承認した。「アリムタ」「カルボプラチン」という2種類の抗がん剤と併用する方法で、肺がん患者に効く確率が2割から6割にまで飛躍的に高まるとされている。

さらに中外製薬の「テセントリク」は肺がんの一種を対象に承認された。18年12月に新たな別の肺がんの種類についても承認申請している。

がん免疫薬の弱点は効く患者が限られているところだ。オプジーボは一度抗がん剤を投与した末期の患者に限定されているが、キイトルーダは事前検査が前提で有効と判断されれば最初から使用することが可能だ。また、近い将来、事前調査なしで投与が可能となる予測もある。米国で事前調査なしで他の抗がん剤と併用した臨床検査で奏効率が5～6割に達したというデータがあり、既に米国で承認申請している。

○ＣＡＲ－Ｔ

現在、注目されているのが次世代のがん免疫療法「ＣＡＲ－Ｔ」だ。

「オプジーボ」と同じく患者の免疫を活用してがんを治療する仕組みだ。大きく違うのはオプジーボはがん細胞が持つ免疫抑制能力を邪魔する免疫へのブレーキを外す医薬品。

一方、ＣＡＲ－Ｔは遺伝子操作で免疫細胞をパワーアップさせ、がん細胞を攻撃する。つまり、がんを見つけ出す高感度な「レーダー」をＴ細胞に装着させて、がん細胞を捕捉するや破壊していくというものだ。

患者から採取したＴ細胞に遺伝子改変を行い、がん細胞表面の抗原を特異的に認識するキメラ抗原受容体（ＣＡＲ）を発現させた上で、再び患者の体内に戻す治療法。免疫チェックポイント阻害薬に続くがん免疫療法として期待されている。

現在、国内外で承認されているＣＡＲ－Ｔは、「キムリア」（スイス・ノバルティス）と「イエスカルタ」（米ギリアド・サイエンシズ、日本は未承認）

CAR-T細胞と治療の流れ

【CAR-T細胞】

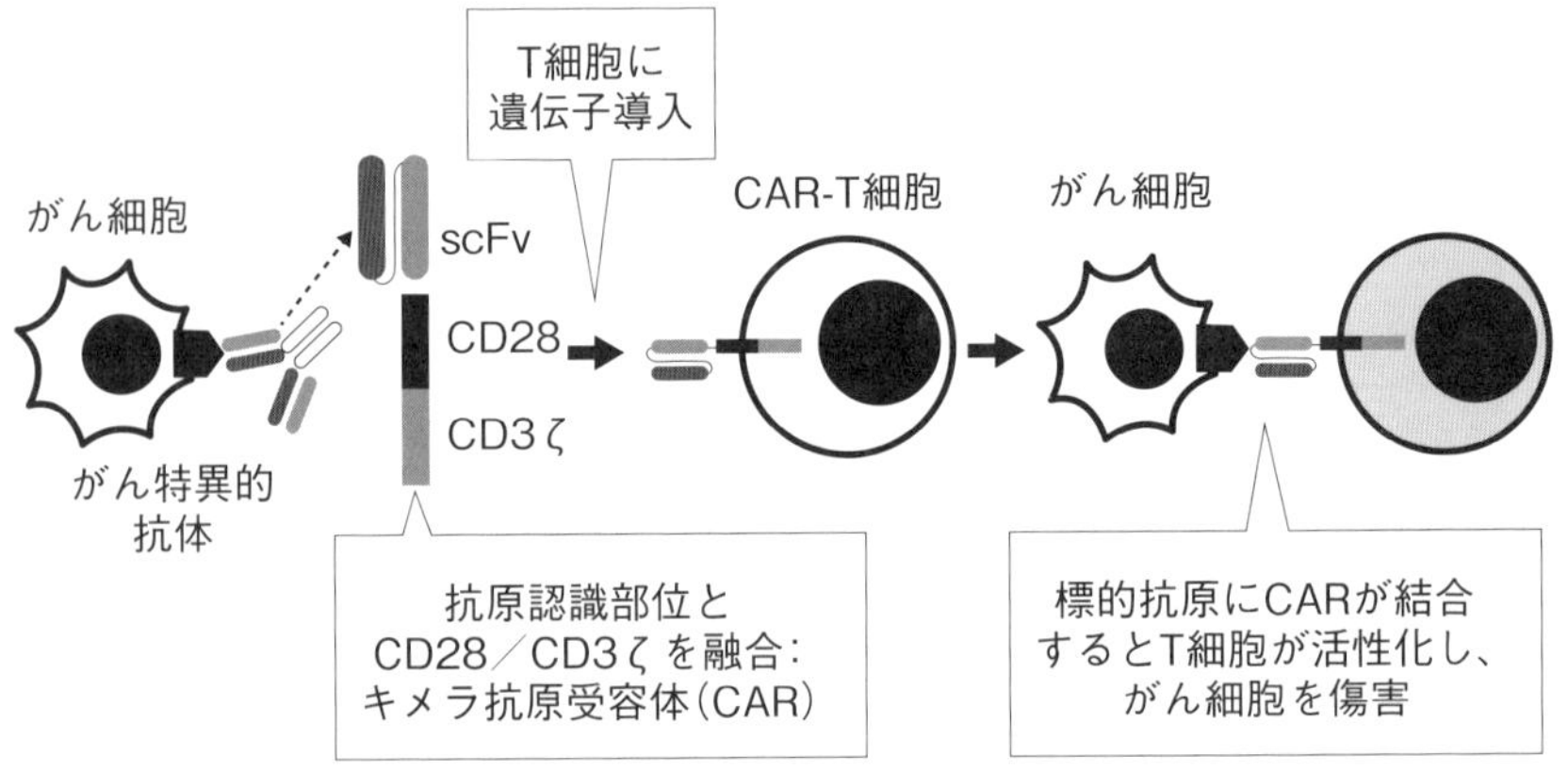

【CAR-T細胞療法の流れ】

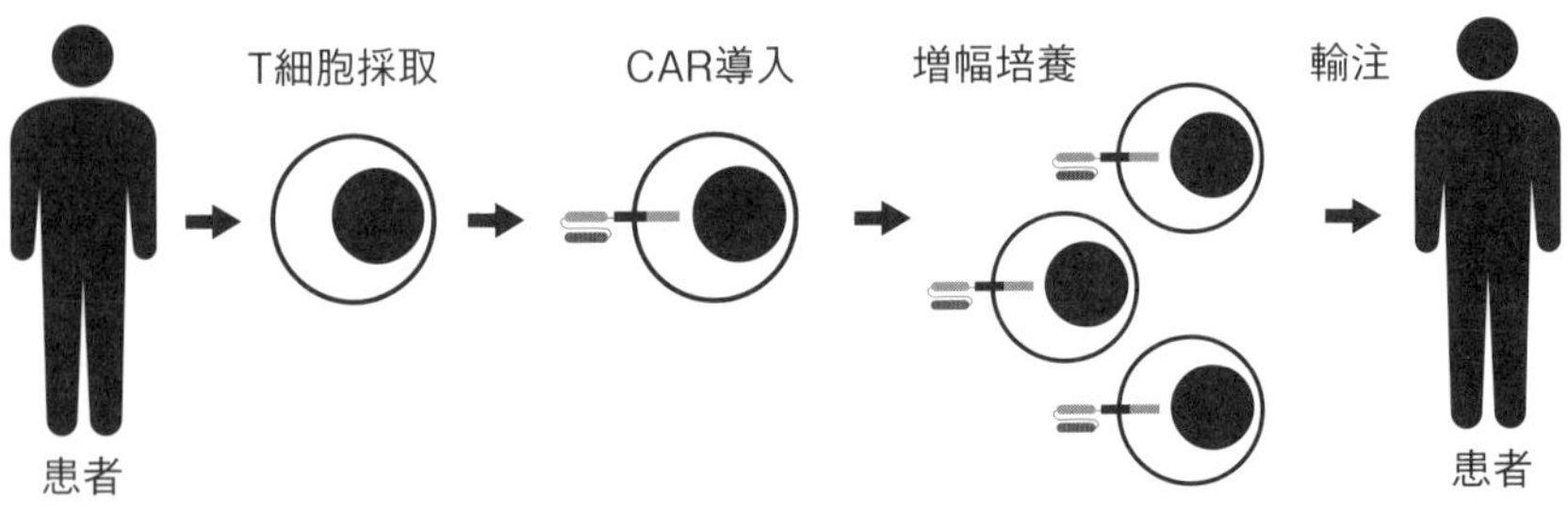

CAR-T細胞は抗体のように特異的かつ強く標的に結びつき、がん細胞を特異的に傷害する

出所：国立研究開発法人日本医療研究開発機構（AMED）2017年度 研究事業成果集、多発性骨髄腫に対する「CAR-T 細胞療法」
https://www.amed.go.jp/pr/2017_seikasyu_02-01.html（参照：2019年2月1日）

の2製品。いずれも、B細胞性の血液がんで多く見られる抗原のCD19を標的としたもので、白血病やリンパ腫が対象である。

キムリアの臨床試験では、再発性の患者の8割以上で効果があり、さらに多くでがん細胞がほぼ消失。米食品医薬品局（FDA）は審査期間を大きく短縮して迅速承認した経緯がある。

これによって製薬メーカーの関心が一気に高まった。小野薬品工業が16年、ベルギーのセリアド社と技術提携したのを皮切りに、第一三共は米カイト・ファーマ（米ギリアド・サイエンシズが17年に買収）と、武田薬品工業が山口大学発スタートアップ企業の「ノイルイミューン・バイオテック」とそれぞれ提携。同大発のバイオベンチャー、ノイルイミューン・バイオテックから、Prime CAR-Tを活用した2つのCAR-Tを導入。武田はこのうちの1つについて臨床第I相（P1）試験を開始する予定。

武田はさらに、米メモリアルスローンケタリングがんセンターと、多発性骨髄腫、急性骨髄性白血病、固形がんに対する新規CAR-Tの共同研究を開始。今後も、外部提携を通じ、がんに対する細胞療法のパイプラインを拡充する方針だ。

CAR-T細胞の可能性

研究レベル、臨床レベルともに画期的な治療成果を上げているCAR-Tだが、価格が高い。キムリアの治療価格は1回47万5000ドルと高額だ。英国立医療技術評価機構が公表したCAR-Tの値段は1人当たり50万ポンド（約7200万円）。日本では中央社会保健医療協議会で、3349万円で保険償還されることが決まった。

高い理由は通常の医薬品である低分子医薬品や、それよりも高いといわれる抗体医薬とも違い、細胞そのものを使う。細胞を増やす作業が必要で、工場で大量生産は難しい。しかも、自己増殖するiPS細胞やES細胞などと違って、免疫細胞は簡単には増殖しない。決まった温度で、特定の神経伝達物質を与えるなどして刺激してやる必要がある。このような一連の作業はほぼ作業員の手作業によるものだ。培養のために必要な時間は品質チェックなども含め2カ月程度かかる。

低コストを実現するのは健康な人の血液で大量生産すれば可能である。実現できればコストは1人数10万円から数100万円ですむといわれている。しかし、ハードルはある。他人の細胞で作ったCAR-Tをそのまま投与すると、過剰な免疫反応が起きてしまう。最近では、その弱点を克服しようとする動きが活発になってきた。

そこで注目されているのがiPS細胞だ。CAR-T治療普及の鍵を握るといわれている。iPS細胞を使ってT細胞を安価に作り、品質を安定させる取り組みが動き出している。うまくいけば世界的な快挙となるが、課題も多い。今後、どんな進展をみせるか期待したい。

もう1つの課題は肺がんや大腸がんなど患者数の多い固形がんに適用範囲を広げることができるかということだ。固形がんに対するCAR-Tの奏効率は現状では1割程度だといわれる。その理由は固形がんはがん細胞と正常細胞と混ざり合ってできているため、なかなか見つけにくい。しかし、研究は既に動き始めた。

がん免疫薬市場は22年時で、約3兆円と予測されている。胃がんや大腸がんなど患者数が多い巨大市場はまだ手つかずのままだ。がん免疫薬の今後は日進月歩で進んでいくだろう。

ゾルゲンスマの薬価は約2億3300円

さらに高額な治療薬が現れた。FDAが19年に承認した遺伝子治療薬「ゾルゲンスマ」である。同薬は筋力の低下を引き起こす脊髄性筋萎縮症にかかった2歳未満の乳幼児を対象にして、疾患を引き起こしている突然変異の遺伝物資と遺伝子の正しいコピーを入れ替えさせる。スイスの製薬大手ノバルティスの治療薬で、1時間1回投与だけですむといっても薬価は約2億3300万円と途方もない。

日本では20年5月、厚生労働省は1回1億6707万7222円で公的医療保険を適用する方針を固めた。薬としては国内最高額。
17年に承認されたバイオジェンの「スピンラザ」は脊髄性筋萎縮症の進行を抑制する薬だが、1年に4回投与する生活が生涯続く。10年間で約3億7556万かかる計算だ。計算は主に、それぞれの治療法によって得られた余命にかかるコストなどを基準にはじき出されるという。

素朴になぜここまで高額になるのかと思う。ノバルティス自体がゾルゲンスマを開発したわけではなく、米企業を買収して手に入れたものだが、その買収額が87億ドルと報じられている。遺伝子治療の多くが、患者数がわずかな難病をターゲットにしているからという関係者もいる。

問題は高額な医薬品に対して、患者ではなく社会がどのように支払うのかであろう。承認事例の増加にともなって、この課題は大きくなっていく。

がん免疫薬と併用療法に脚光

がん免疫薬に他の薬と一緒に投与する併用療法の開発が活発になっている。効果を高めたり、効く患者数を増やしたりする可能性があると考えられているからだ。単独投与では患者の約2割にしか効かない。それが併用すれば5～6割に広がるとみられるほか、効き目そのものが向上できる可能性がある。

現在世界で約1500本の臨床試験が実施されている。薬同士の併用は主に2種類の免疫薬を使う場合と片方が抗がん剤の2通りが開発されている。免疫同士では、小野薬品工業がオプジーボと米ブリストル・マイヤーズスクイブの「ヤーボイ」との併用を開発し、18年5月にメラノーマ（悪性黒色腫）を対象とした国内で初めて併用療法の承認を取得した。

治験の追跡調査では、4年後の生存率がオプジーボの単剤では46％、ヤーボイで30％だったのに対し、併用では53％と高い効果を示した。

片方が抗がん剤の場合は、免疫細胞を活性化させつつがん細胞を直接攻撃することで効果が高まると考えられる。開発に成功すれば既存の薬や開発中の薬も価値を高められるため、免疫薬を持たない製薬メーカーが開発に乗り出している。第一三共は開発中の抗体薬物複合体（ＡＤＣ）「トラスツズマブデルクステカン」とバベンチオとの併用療法の開発に取り組んでいる。エーザイは自社の抗がん剤「レンビマ」とキイトルーダで開発を進めている。

薬同士だけでなく放射線などほかの治療法との併用療法も取り組まれている。

併用療法で治験件数が多いのが「キイトルーダ」、次いで小野薬品工業の「オプジーボ」、英アストラゼネカの「イミフィンジ」、スイス・ロシュの「テセントリク」、独メルクなどの「バベンチオ」と続く。

光免疫療法が治験開始

新しいがん治療の1つ。がんの表面にあるたんぱく質「ＥＧＦＲ」に結びつく光免疫療法は、抗体によりがん細胞を選択的に標的化し、レーザーによってがん細胞を速やかに壊死させる治療法。副作用がなく体に負担が少ないと注目されている。

この治療法のポイントは「光」。光が届きにくい部位には適さない。開発者の米国国立がん研究所の主任研究員の小林久隆氏は、最初の治験の対象として頭頸部がんを選んだ理由を「頭頸部がんは、口の中、舌、歯茎、頬、咽頭部、鼻など食道より上に発生するがんであるため、内視鏡などを使わなくても身体の外から光を当てればよい」ことを挙げている。

米国では既に第Ⅲ相試験を開始。現在は頭頸部がんだけでなく、肺がん、大腸がん、乳がん、すい臓がん、前立腺がんに応用することが検討されている。

一方日本では国立がん研究センターが18年、再発頭頸部扁平上皮がんの患者を対象に第Ⅰ相試験を開始した。治験者を募集したところ、問い合わせが殺到。それほど患者の期待値が高い治療法である。

20年4月、同センターと島津製作所が、光免疫療法に関する計測技術の臨床応用に向けた共同研究を始めた。

Chapter 4

医薬品卸と小売業

1 医薬品卸

医薬品を全国に届ける専門商社

医薬品卸は医薬品メーカーから仕入れた医薬品（医療用・一般用）を、離島から過疎地域を含め全国約16万件といわれる病院や調剤薬局、ドラッグストアなどに販売する専門商社だ。日本医薬品卸売業連合会では、医薬品卸の機能として「物的流通」「販売」「情報」「金融」の4つを挙げている。

医療機関に必要とされるとき、その場所に正確・迅速に届けるための流通網の構築は生命線だ。医薬品卸の流通インフラは平時だけでなく、大災害時や緊急時にも安定的な供給が求められている。

さらに日頃の納品業務を行うかたわら、経営トップから医師・薬剤師などと面談し、最新の情報や

医薬品流通の仕組み

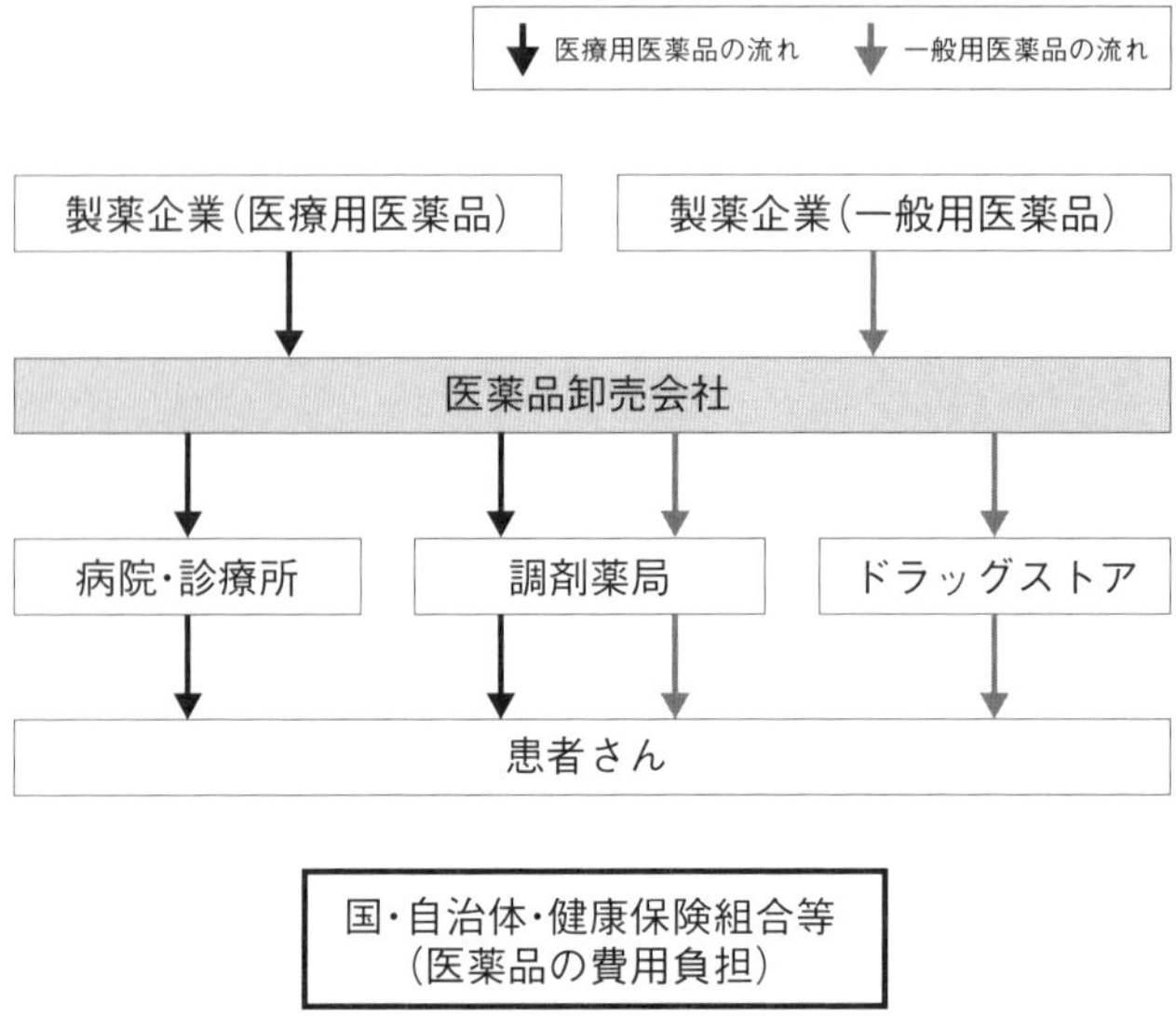

↓ 医療用医薬品の流れ　↓ 一般用医薬品の流れ

製薬企業（医療用医薬品）　製薬企業（一般用医薬品）

↓

医薬品卸売会社

↓

病院・診療所　調剤薬局　ドラッグストア

↓

患者さん

国・自治体・健康保険組合等（医薬品の費用負担）

ニーズを把握、それに応じたサービスを行っている。例えば医薬品発注、診療予約システム、情報端末機などの支援システムを開発・提供。また、医療機関での栄養指導・相談、保険薬局での調剤業務など業務支援・サポートを手がけている企業もある。

医薬品卸トップ4でシェア約8割

医薬品卸の販売額は18年度、8兆9300億円。その内、95・6％が医療用医薬品だ。大きなウエイトを占めるのが調剤薬局である。1991年当時は5・2％にすぎなかったが、05年度には42％、11年には50・1％と過半数を超えた。

これは政府の「医薬分業」の方針で、医療機関以外での薬の処方を奨励したことが大きな要因だ。

しかし、販売額はこの10年、ほぼ横ばいで推移している。薬価の相次ぐ引き下げと利幅の薄いジェネリック医薬品の普及が収益を圧迫しているのだ。医薬品卸の経営環境は決していいとはいえない。日本医薬品卸業連合会によると、92年に351社あった

卸医薬品販売額に占める医療用・一般用医薬品の年次別推移

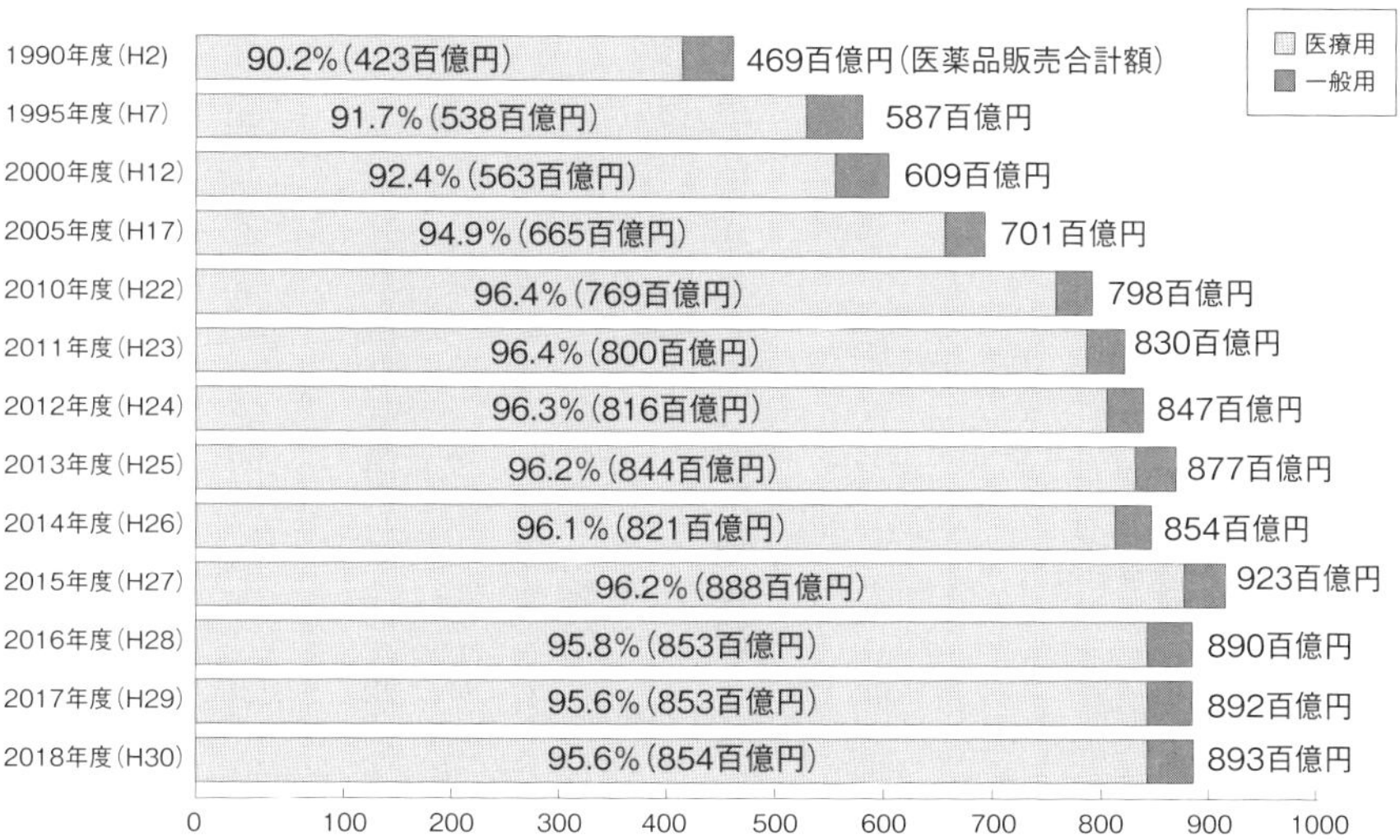

年度	医療用	合計
1990年度（H2）	90.2%（423百億円）	469百億円（医薬品販売合計額）
1995年度（H7）	91.7%（538百億円）	587百億円
2000年度（H12）	92.4%（563百億円）	609百億円
2005年度（H17）	94.9%（665百億円）	701百億円
2010年度（H22）	96.4%（769百億円）	798百億円
2011年度（H23）	96.4%（800百億円）	830百億円
2012年度（H24）	96.3%（816百億円）	847百億円
2013年度（H25）	96.2%（844百億円）	877百億円
2014年度（H26）	96.1%（821百億円）	854百億円
2015年度（H27）	96.2%（888百億円）	923百億円
2016年度（H28）	95.8%（853百億円）	890百億円
2017年度（H29）	95.6%（853百億円）	892百億円
2018年度（H30）	95.6%（854百億円）	893百億円

凡例：医療用／一般用
0　100　200　300　400　500　600　700　800　900　1000

資料：クレコンリサーチ＆コンサルティング㈱調査

医薬品卸は再編・淘汰が進み、現在71社に減少している。

業界トップはメディパルHDで売上高は3兆1819億円（19年3月期）、次いでアルフレッサHDの2兆6405億円（同）、スズケンの2兆1324億円（同）、東邦HDの1兆2222億円。この4社で医薬品流通市場の約8～9割を占めている。

それでも医薬品卸の薄利体質はほとんど変わっていない。4社とも営業利益率は1％台だ。納入価を下げたい医療機関・調剤薬局と、納入価の下落を抑えたい製薬企業の板挟みで医薬品卸は利益を確保するのが難しくなっている。

流通改善ガイドライン

医薬品の流通をめぐっては「未妥結・仮納入」「総価取引」といった特異な商習慣があり、医薬品卸の立場はどうしても弱くなる。医療機関との納入価格交渉が適正化するための是正措置として18年、厚生労働省が「流通改善ガイドライン」を作成した。

その概要は次の通り。

○1次売差マイナスの解消

・卸と医療機関・薬局との川下取り引きの妥結価格（市場実勢価格）を踏まえて適切に1次仕切価を提示し、それに基づいて適切な最終原価を設定する。

・割戻しは流通経費などを考慮して卸機能を適切に評価する。アローアンス（ノルマ達成の対価）のうち、仕切価を修正するようなものは仕切価に反映する。契約によっては割戻しなどの運用基準を明確化する。

○早期妥結と単品単価契約の推進、頻繁な価格交渉の改善

・原則としてすべての品目について単品単価契約とすることが望ましいが、少なくとも前年度より単品単価契約の割合を高める。

・個々の医薬品の価値を無視した値引き交渉や、流通コストを全く考慮しない値引き交渉を慎む。

○厚生労働省による関与

・流通当事者間で交渉が行き詰まり、改善の見込みがない場合、厚労省医政局経済課に設置した窓口に相談できる。

・安定的な医薬品流通に影響を及ぼすような事案については、ヒアリングや指導を行うなどの措置をとる。

ガイドラインができたにせよ、調剤薬局の収益性は、調剤報酬の悪化していることもあって、今後交渉が円滑に進むかは予断を許さない。

輸送技術で競う

医薬品卸大手4社は製品の輸送技術に力を入れている。今後発展するだろうといわれる再生医療分野など先進的な医薬品を取り扱うためだ。付加価値の高い医薬品の扱いを増やして収益力を底上げしていくのが狙いだと考えられる。

これらの医薬品は輸送段階で従来よりも厳格な品質管理を求められるケースが増えている。

メディパルＨＤは患者やドナーの細胞を使う再生医療品の物流にいち早く着手した。セ氏マイナス150度以下の液体窒素を充填したタンクで運搬する。タンクを運ぶ専用カートは自社開発した。運搬時の温度情報、液体窒素の残量、病院までの位置情報などの情報をリアルタイムで、製薬会社と病院と共有できる。

アルフレッサＨＤも温度管理を科学的な根拠を示すための研究を加速。恒温実験室を整備し、運送用のボックス管理や、箱の開け閉めで内部の温度変化を実験している最中だ。

スズケンは海外メーカーに物流網や倉庫の機能を提供している。同社の極低温での輸送体制が評価されて、高い薬価が話題になったノバルティスの白血病治療薬の流通を受託している。

東邦ＨＤは、温度センサーと電子タグを組み合わせて、倉庫出荷時から営業所、納品までデータを一元的に管理。最新の倉庫では温度マッピングに基づき計測器を配置し、高精度な温度管理を実施している。

医薬卸の主な職種

ＭＳ（Marketing Specialist）＝医薬品卸販売担

当者という。

医薬品卸売会社の営業職で、医薬品や医療用材料、医療機器など、医療に関わる様々なメーカーの商品を医療機関や調剤薬局などに販売する。また、病院・調剤薬局などに商品の提案や情報提供を行う。MSは実際に販売価格を交渉する立場でもあるため、金銭にまつわる知識も必要となる。

医薬品を中心に扱う企業では薬剤師の在籍が必要なため、薬剤師資格保有者は優遇される傾向にある。近年、MRの資格を持つMSの人材養成を目指す企業もある。開業医らに豊富な学術知識をもとに医薬品を売り込めるようにするほか、製薬会社との連携を深めて収益機会を開拓するのが狙い。

メディパルHDは、大手製薬会社のMRに代わって同社のAR（MR認定試験に合格したらMS）が営業を担うもので、現在は10社と契約しているという。

医薬品卸トップ４の特徴

メディパルHD	医薬品卸事業以外にも日用品や化粧品の販売など多岐にわたる商品を扱う総合商社。医薬品と医療機器・材料を一体で販売するため、商品管理・顧客の在庫管理から注文配送まで管理するシステムを導入。近年ではバイオ医薬品を手がけるJCRファーマと資本提携。再生医療品の物流システムの開発に取り組んでいる。
アルフレッサHD	一般医薬品、医療機器、検査試薬、介護用品、健康食品などの卸売事業。医療機関経営コンサルティングも行っている。物流センターが多くあるので緊急性の高い注文にも即座に対応できる。
スズケン	卸事業のほか、医薬品製造、医療機器・医療材料の製造、保険薬局事業や介護事業、海外との輸入・輸出まで手がける医療系総合商社。メーカーとの独占契約を結ぶ商品があるのが強み。
東邦HD	卸売事業のほか、ジェネリック医薬品を中心にした製造販売業、調剤薬局事業、SMO事業も展開している。物流管理ではロボットを活用したオートメーション技術を導入している。

2 調剤薬局

調剤薬局（保険薬局）の役割

薬局は調剤室があり、薬剤師が常駐していなければならない。医師などが交付する処方箋に基づいて調剤する医療用医薬品やすべての一般用医薬品（要指導医薬品含む）の販売もできる。

多くの薬局は保険診療に基づいて医師の発行する処方箋に従い調剤を行っているので、一般的に「調剤薬局」と呼ばれている。

処方箋の通りに調剤すると、薬局は調剤報酬を受け取ることができる。報酬は厚生労働省が定めた「調剤報酬点数」によって決まっている。その報酬内容は「調剤技術料」「薬学管理料」「薬剤料」「医療材料費」からなっている。その調剤報酬は2年に一度改定されている。

薬局は独立した医療機関で、「医薬分業」が推進されてから店舗数が増加。現在では全国5万9000店を超えている。コンビニの店舗数よりも多い。

その多くは小規模事業者、売上トップ10の企業で市場占有率は15～20%。近年、調剤薬局を併設するようになったドラッグストア業界は、上位10社で70%を占めていることから、小規模事業者である調剤薬局のパワーはあなどれない。

一方、病院、診療所など医療施設内に設置された薬局は、法的には調剤所といわれている。薬局開設許可は不要なため、ほかの医療施設の処方箋は調剤することはできない。また、一般用医薬品を販売することもできない。

健康サポート薬局

調剤した薬を渡すだけの薬局からその役割を拡大し、地域住民の健康を支援する拠点となる取り組みが始まった。患者の服薬情報の一元管理や24時間対応など「かかりつけ薬剤師・薬局」としての機能に加えて、地域住民の健康相談に乗る機能を加えた「健康サポート薬局」で、16年10月から導入された。届出制度で、設備や業務体制が国の定める基準を満たしていれば、都道府県などに届出を行うと店に「健康サポート薬局」である旨を表示できる。

○健康サポート薬局の主な基準

・「かかりつけ薬剤師・薬局」の機能を有している。
・医療機関や介護施設などどの連携体制を構築している。
・医療用医薬品だけでなく、大衆薬や健康食品なども取り扱う。
・プライバシーに配慮した相談窓口を設けている。
・健康相談会の実施など、継続的に健康支援に取り組む。
・指定の研修を修了し、5年以上の実務経験がある薬剤師が常駐する。
・平日のほか、土日いずれかの曜日に4時間以上開局する。

厚生労働省は、日頃から健康や栄養について薬剤師に相談することで、健康意識を高めてもらうことで病気になる人を減らし、医療費削減につなげる狙いがある。ただし、健康サポート薬局になることで、収益面でのメリットはない。診療報酬に加算する計画もないというが、長い目でみれば信頼を得、それが来客数の増加につながれば自然と処方箋枚数も増えると考えているようだ。

制度の鍵を握るのは薬剤師となる。薬を調剤するだけでなく、患者や住民の相談事に対応するために、医療用医薬品だけでなく大衆薬やサプリメント、健康食品などを含めてトータルな知識が必要になり、何よりもカウンセリングできるコミュニケーション能力を身につける必要がある。

「患者のための薬局ビジョン」～「門前」から「かかりつけ」、そして「地域」へ～

健康サポート機能　**健康サポート薬局**

国民の病気の予防や健康サポートに貢献

・要指導医薬品等を適切に選択できるような供給機能や助言の体制
・健康相談受付、受診勧奨・関係機関紹介等

高度薬学管理機能

高度な薬学的管理ニーズへの対応

・専門機関と連携し抗がん剤の副作用対応や抗HIV薬の選択などを支援等

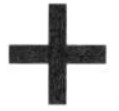

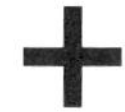

かかりつけ薬剤師・薬局

服薬情報の一元的・継続的把握

副作用や効果の継続的な確認
多剤・重複投薬や相互作用の防止

ICT（電子版お薬手帳等）を活用し、
・患者がかかるすべての医療機関の処方情報を把握
・一般用医薬品等を含めた服薬情報を一元的・継続的に把握し、薬学的管理・指導

24時間対応・在宅対応

夜間・休日、在宅医療への対応

・24時間の対応
・在宅患者への薬学的管理・服薬指導

※地域の薬局・地区薬剤師会との連携のほか、へき地等では、相談受付等に当たり地域包括支援センター等との連携も可能

医療機関等との連携

・疑義照会・処方提案
・副作用・服薬状況のフィードバック
・医療情報連携ネットワークでの情報共有
・医薬品等に関する相談や健康相談への対応
・医療機関への受診勧奨

かかりつけ薬局

患者が複数の病院・診療所の処方箋を同じ薬局で取り扱うことができるので、かかりつけの薬局を持つことができる。

患者から担当薬剤師として同意を得られると、その薬剤師は、市販薬を含めて患者の服薬状況を把握し、24時間体制で相談に応じる。必要に応じて患者宅を訪問して残薬の整理もする。また、患者の主治医をはじめとした医療機関等の連携を強化する。

厚生労働省は25年までに、すべての薬局がかかりつけ薬局としての機能を持つことを目指している。

厳しさ増す調剤薬局

医薬分業は80年頃から導入されたが、実質スタートした1992年、厚生労働省は、モデルに選んだ37の国立病院に対して完全分業（院外処方箋受け取り率70％以上）を指示した。これを契機に急速に進み、03年に初めて全国の医薬分業率が50％を超えた。19年3月現在で受け取り率は75・5％となっている。

ここまで進んだのは病院、薬局双方にメリットがあるからだ。病院は処方箋の発行枚数に応じて収益を上げるが、院外に出したほうが6倍程度増えた。薬局は立地さえよければ経営が安定した。ウインウインの関係といえよう。

また、ジェネリック普及推進のために政府が本腰を入れたのが08年頃のこと。調剤薬局に対しては10年の診療報酬の改定では、ジェネリックの調剤率が30％以上の薬局に対して、約4倍の点数を加算する制度を設けた。その勢いはパタリと止まった。12年の診療報酬改定では、一転して「薬剤服用歴管理指導料」の加算条件を厳しくした。ジェネリックの情報提供に努めないと、指導料がゼロとなった。

14年の診療報酬改定でジェネリックの調剤率が厳しくなったが、16年の同改定ではさらに調剤薬局向けの加算点数の条件変更が行われた。従来は調剤薬局で処方するジェネリックの比率が55％以上だと処方箋1枚につき18点、同65％以上だと22点を獲得できた。これを65％で18点、同75％以上に22点と条件が厳しくなった。条件をクリアすると薬局が扱うすべての処方箋に高い点数がつく。逆に達成できないと大きな減収要因となる。

調剤薬局の事業形態に大きな影響を与えたのが、いわゆる「門前薬局」の評価の見直しだ。約5万7000以上（当時）ある薬局の7割が最寄りの病院に処方箋を依存する「門前薬局」。その病院からの処方箋を集中的に受け付ける薬局のことである。そのため、病院と薬局の関係は主従に陥りやすいと指摘されてきた。すなわち、医師の選んだ薬について薬局が意見することがなくなっている。

それを是正するために門前薬局の評価の見直しが行われた。薬局グループ全体の処方箋受付回数が月4万回超のグループに属する保険薬局のうち、①特定の医療機関からの処方箋集中率がきわめて高い（85％）保険薬局または②医療機関と不動産の賃借関係にある保険薬局の調剤基本料が下がる。また、処方箋の受付回数と集中率が高い薬局は、その数字によって調剤基本料が従来の41点から、25点に引き下げられた。

18年度の改定は前回改定の流れをさらに一歩進めた。地域包括ケアシステムのなかで、患者や医療機関との連携をはかる調剤薬局を厚遇。また調剤報酬は0・19％引き上げられた。

その一方で、調剤基本料では、調剤大手チェーンに大ナタが振るわれた。調剤基本料では、薬局グループ全体で処方箋回数が40万回超で処方箋集中率が85％超、医療モールなどのように特定の医療機関と賃貸借関係がある薬局は、調剤基本料が引き下げられた。まるで大手チェーンを標的にした内容だ。

収益力が全体的に下がっているなかで、20年度の診療報酬改定はどうなるか。近年の流れは加速こそすれ、止まることはない。厚生労働省は病院と同じ敷地内にある調剤薬局の報酬は引き下げる方針だ。病院だけでなく、入院機能のない診療所にも対象を広げる。また、同じ病院からの処方箋が多い薬局についても、報酬下げは行われる。医療機関の近くで患者を待つだけの薬局にサービス向上を促す狙い。

具体的には現行の調剤基本料420円が、薬局が同じ病院の敷地内にあり、ほとんどの処方箋が同じ病院から発行されていると基本料が110円になる予定だという。

病院近くにある「門前薬局」は、同じ処方箋の集中度合いや処方箋の受付回数などによって基本料が260円、210円、160円の3段階に分かれている。この点でも要件が見直される予定。

一方、糖尿病患者などに治療薬の副作用の有無を調剤後も確認するなどのサービスへの報酬は手厚くする方針。

つまり政府の方針は患者への服薬指導や在宅訪問など対人業務を充実させていくことだと考えられる。

今後、再編・淘汰の波にさらされるのか

利益率は全体的に下がっており、経営を圧迫し始めている。それも小規模な薬局だけでなく、大手チェーンでも大きな影響を受けている。このように厳しい調剤環境に大手薬局は積極的にM&A攻勢に出ようとしている。

その1つのターゲットが小規模事業者だ。経営者の高齢化問題が浮上し、しかも後継者がいないと訴える人が多いことも一因だ。大手のアインホールディングス、クオール、総合メディカルなどはM&Aで店舗数の拡大を目指している。

また、調剤薬局大手は新たなビジネスモデルを模索している。アインホールディングスは資生堂から化粧品ブランド「アユーラ」を展開するアユーララボラトリーズを買収した。

日本調剤は、薬局依存から脱却し多角化に乗り出した。その柱となるのは店舗網を生かせるジェネリック医薬品の生産。グラクソ・スミスクラインから買った茨城県の土地に新工場が18年に稼働。19年3月の事業売上高は13年3月期の3倍、2456億円となり、販売品目も2倍の663商品になっている。さらに19年には同社初のプライベートブランド使用品となる栄養機能食品「日本調剤の青汁」を発売した。自社の店舗とネット通販で取り扱う。

総合メディカルは認知サポーターの資格者を増や

す取り組みを行っている。認知サポーターは厚生労働省の後押しで始まった資格で、90分の養成講座を受け、認知症の知識、見守りや声かけなどの接し方を学ぶことで取得できる。同社は調剤薬局の薬剤師やスタッフを対象に資格取得を促す方針。クオールは具体的だ。全店舗で認知症患者の家族に薬剤師が定期的に連絡をとり、服薬状況、服薬後の副作用などについて聞き取る取り組みを行っている。

オンラインで服薬指導も

厚生労働省は20年9月から、患者がパソコンでテレビ電話などを通じて薬剤師から薬の飲み方や注意点などを教わる「オンライン服薬指導」を認めた。オンラインによる医師の診療は既に一部の患者に可能となっていたが、薬は薬局に出向いて服薬指導を受けなければ薬を入手できなかった。

今回の認可で制度上は健康保険証を使い、自宅で診療から服薬指導までオンラインでできる医療となる。患者はかかりつけ医からオンラインで診療を受け、医師は処方箋を薬局に送付し、薬局で薬を調剤患者に配送。薬を受け取った患者はオンラインで服薬指導を受ける。オンライン診療の対象疾患は現在、糖尿病や認知症などに限られている。今後、新たに慢性頭痛やニコチン依存症が加わる予定だ。

テレビ電話等による服薬指導のイメージ

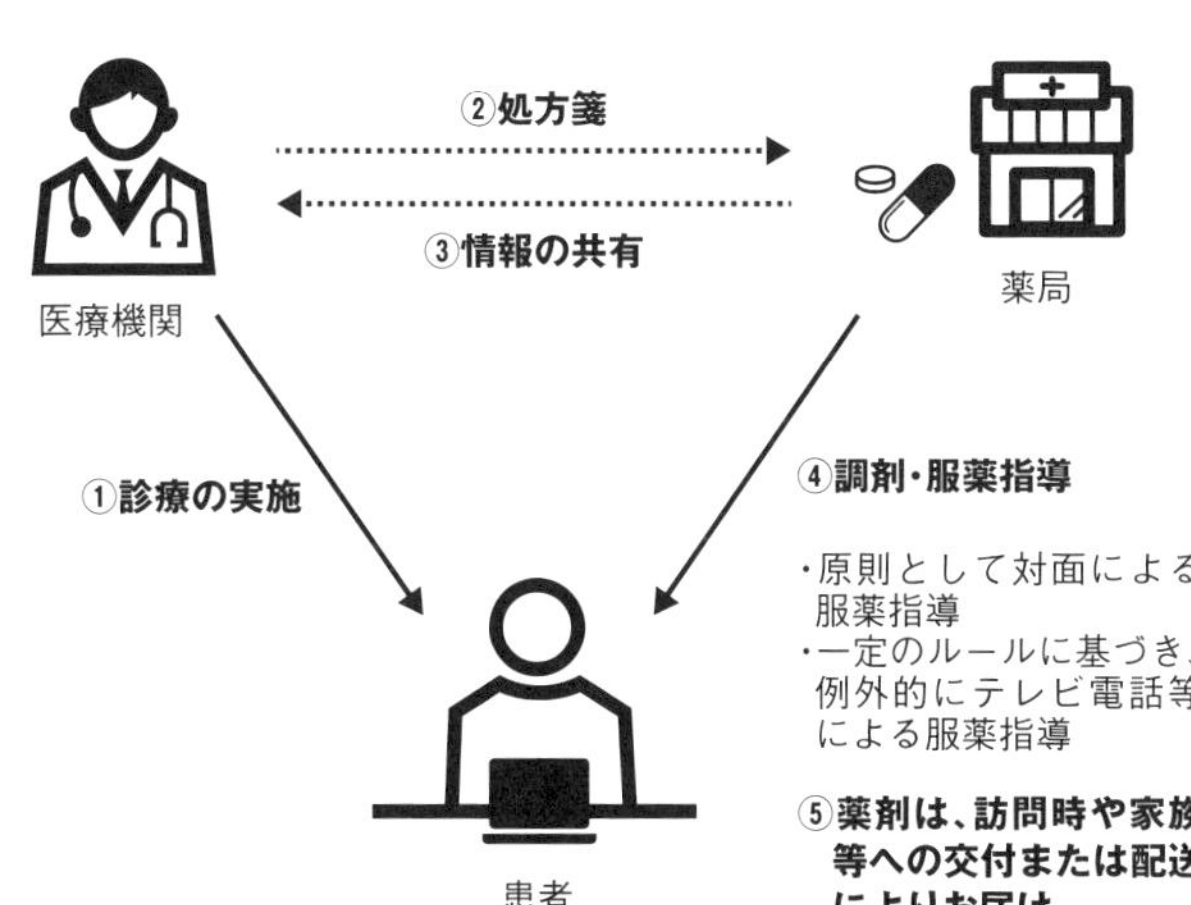

出典：厚生労働省提出資料（2019年5月）

3 ドラッグストア

既存チェーン店の伸びが鈍化

ドラッグストアは、一般用医薬品を中心に健康・美容に関する商品や日用品、食品（飲料・日配食品等）取り扱う小売業である。近年は調剤室を設け、薬剤師が常設する薬局を併設するケースが増えている。09年に施行された「改正薬事法」は、医薬品販売規制が緩和、登録販売者制度が創設された。登録販売者試験に合格すれば薬剤師でなくても第2類医薬品・第3類医薬品を販売できるようなった。

また13年には医薬品の販売ルールが大幅に緩和され、一般用医薬品のなかでも薬剤師による対面販売が義務付けられていた第1類医薬品、第2類医薬品のインターネット販売が可能となった。17年1月からは、スイッチOTC医薬品を1万2000円以上購入すると税制の優遇が受けられるという制度がスタートした。

日本チェーンドラッグストア協会の18年度版「日本のドラッグストア実態調査」によると、市場規模は前年比6・2％増の7兆2774億円。その大きな要因は食品・調剤の拡大と店舗の大型化だといわれている。また、化粧品をはじめとするビューティーケアでインバウンド需要も売上増に貢献した。

その一方で、既存店の伸びの鈍化や販売管理費の上昇で営業減益を見込むチェーンが増加している。前値より総企業数は15社減少して416社。その一方で、店舗数は前年度より694店増えて2万228店舗。売上トップ10の市場占有率は売上高ベースで66％、店舗数ベースで58％と寡占化が進む傾向を見せている。

　ドラッグストア各社はシェア拡大の苛烈な競争にさらされている。これまで以上の淘汰・再編が活発化すると予想される。

　実際、17年にツルハホールディングスが静岡県地盤の杏林堂を、ウエルシアホールディングスが東北の丸大サクラヰを買収した。18年4月にはツルハホールディングスが中部ドラッグストアのビー・アンド・ディーグループを子会社化するなどM&Aが活発になっている。

　業界を驚かせたのは、売上高ランキング5位のマツモトキヨシと同7位のココカラファインが21年10月に、経営統合することで基本合意したと発表したことだ。新たに作る持ち株会社に両社がぶら下がる形で統合する。両社の店舗名は当面存続。将来はブランドの統合や店舗の統廃合も検討する。新グループは売上高1兆円、国内3000店の規模となり、ツルハホールディングスを抜いて国内トップに躍り出る。

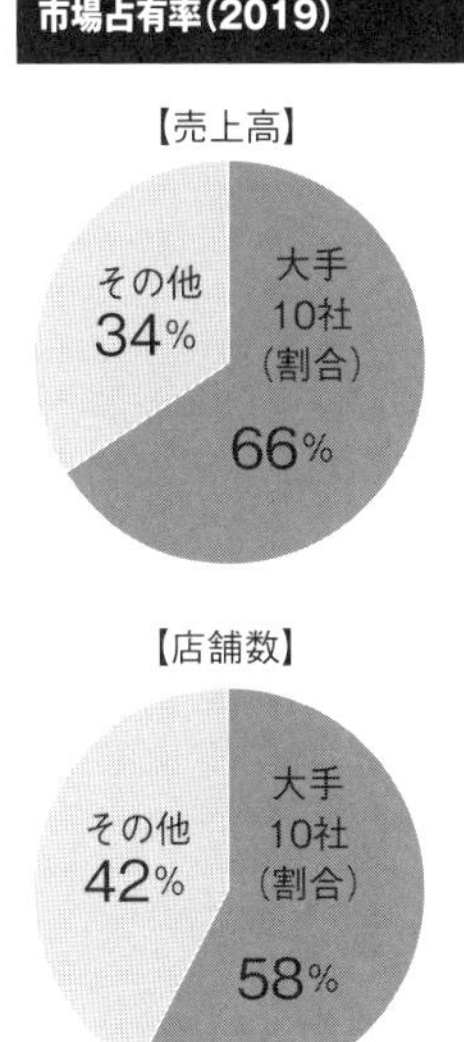

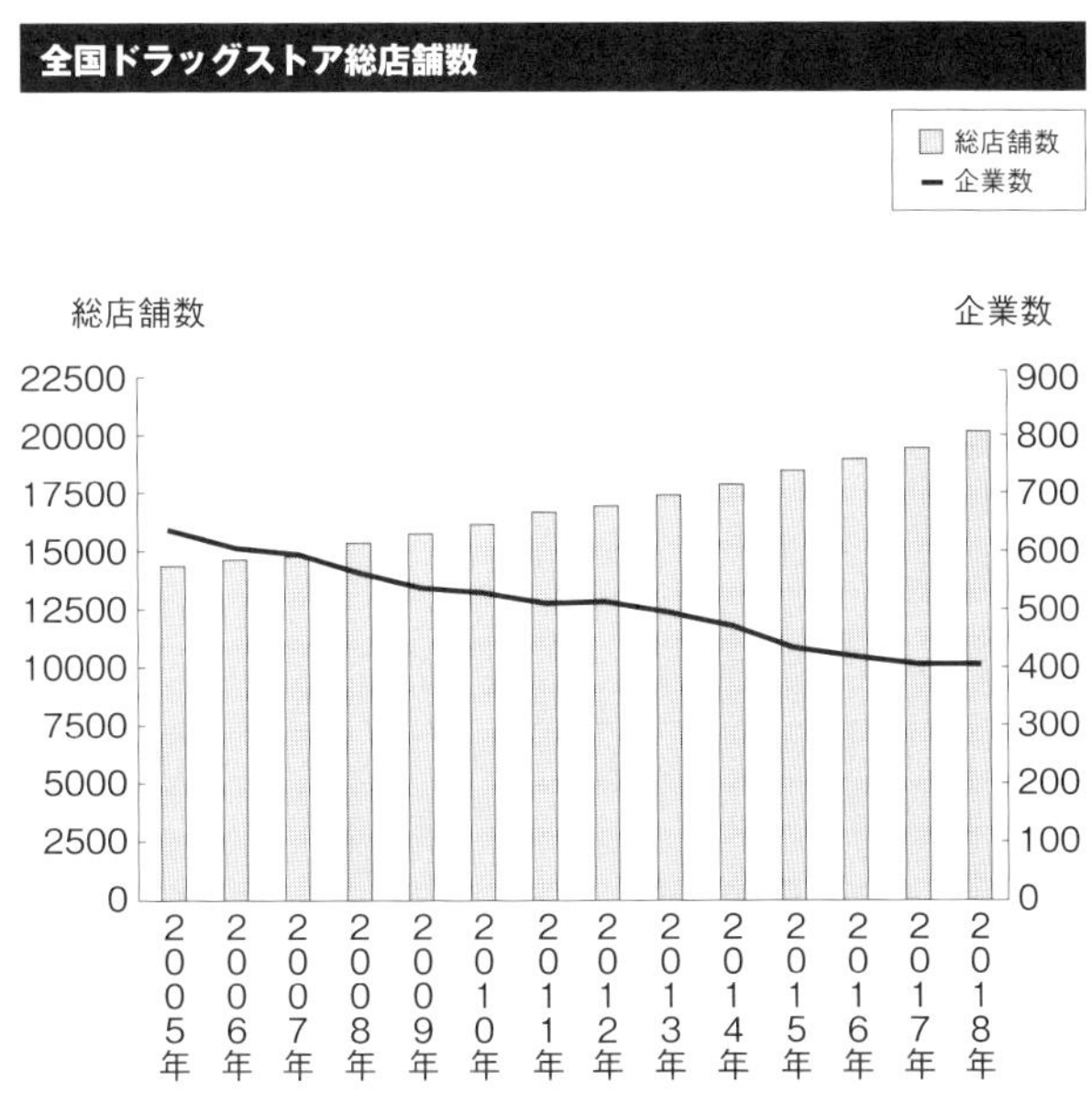

4 薬剤師の仕事

医薬品卸の場合

医薬品卸会社には、医薬品医療機器等法によって、事業所ごとに管理薬剤師を配置することが義務付けられている。医薬品を取り扱う業種であるため、適正な管理を行うために薬剤師の力が必要になるためだ。

薬剤師の業務には①品質管理業務②ＤＩ（Drug Information）業務③薬事申請業務がある。

①品質管理業務

医薬の適正な管理方法で品質を確保し、安全に医薬品を保管できるように環境の整備を行う。特に麻薬、覚醒剤、毒薬原料など厳格な管理が必要なものに関しては、法律に準拠した管理が必要となるため、重要な業務だ。

②ＤＩ業務

取引先に情報提供するための資料作成や、自社ＭＳに対して医薬品情報の教育をする。また取引先からの問い合わせに対応するのも重要な仕事となる。

③薬事申請業務

医薬品卸会社は法律に準拠して営業活動を行う。そのため多くの許可を受ける必要がある。薬剤は、その医薬品に関わる法律知識をもとに薬事申請書類を担当する。

調剤薬局の場合

医師が処方した薬剤を患者に渡す仕事。わかりやすく薬剤に関する情報（薬効や副作用や飲み方など）を説明し、飲み方などを指導する。また、医師の処方した薬剤に疑問を感じたときには、医師に問い合わせ確認する。

薬局では、薬剤師1人が1日で受け付けできる処方箋は40枚（例外もある）と定められているため、処方箋を多く受け付ける薬局では、それだけ薬剤師を配置していなければならない。さらに、医薬品医療機器等法（旧薬事法）の改正で薬の販売ができるようになったドラッグストアにも薬剤師が必要となっている。薬剤師のニーズは高く、人手不足状態だ。ただし、09年から大衆薬の販売が薬剤師以外の新資格者（登録販売者）に解禁された。薬剤師不足を緩和するかどうかは不透明だが、薬剤師がいる薬局といない薬局は棲み分けされるはずだ。

製薬メーカーの場合

薬剤の専門家の知識を生かしてMRで活躍する人が多い。薬剤師はMR認定試験6科目のうち、3科目（疾病と治験、薬理学、薬剤学）が免除される。また臨床開発の現場でも活躍。各社、研究開発体制を強化するなか、治験の担当者として採用されるケースが多い。

ドラッグストアの場合

一般医薬品の販売がメイン。来店者の質問疑問に答え、正しい使用方法を伝える。患者の症状や体質を聞き取り、症状緩和のための薬剤を提案する。調剤薬局を併設で運営している場合は、薬剤師がドラッグストアに駐在しており、病院が発行する処方箋をもとに調剤する。

大学の研究機関

大学に6年間在籍したあとに、そのまま大学の関連研究機関で働く。民間企業と同様に、新薬の研究や開発などを行う。

国の研究機関、薬の認可を行う厚生労働省など。麻薬取締官も厚生労働省の所属。ほかに、保健所で食品衛生監視業務を担う。

Chapter 5

世界の医薬品産業

1 欧米の市場動向

売上トップは2年連続、ロシュ

英国の調査会社によると2018年に世界で処方された医療用医薬品の販売額は約90兆円である。00年比で3倍近くに増加している。

海外ではメガファーマと呼ばれる巨大な製薬企業が市場を席巻しており、国内の製薬企業は遅れをとったままだ。最高は武田薬品工業の9位だった。

2019年に製薬会社の売上高で世界トップとなったのはスイスのロシュで、約6兆7000億円、2年連続の1位となった。同社は近年発売した新薬が好調。多発性硬化症治療薬「オクレリズマブ」のほか、ALK阻害薬「アレセンサ」、免疫ポイント阻害薬「テセントリク」が大幅に売上げを伸ばし、主力の抗がん剤「アバスチン」、「ハーセプチン」も堅調だった。

また、特にがん領域の治療薬に強みを持ち、売上高は同社の医療用医薬品事業全体の60%近くを占めている。

2位は米ファイザーで売上高は5兆6407億円。重点疾患領域は一般内科、がん、ワクチン、炎症・免疫疾患、希少疾患と幅広く、肺炎球菌ワクチンの「プレベナー13」、疼痛治療薬「リリカ」、乳がん治療薬「イブランス」が売上の中心となり、なかでもがん領域で売上高を大きく伸ばしている。

さらに、スイスのノバルティスが3年連続で3位となった。治療薬「コセンティクス」や心不全治療薬「エンレスト」などが売上を伸ばした。

次いで米メルク。小野製薬の「オプジーボ」と並

世界の医薬品売上高の推移

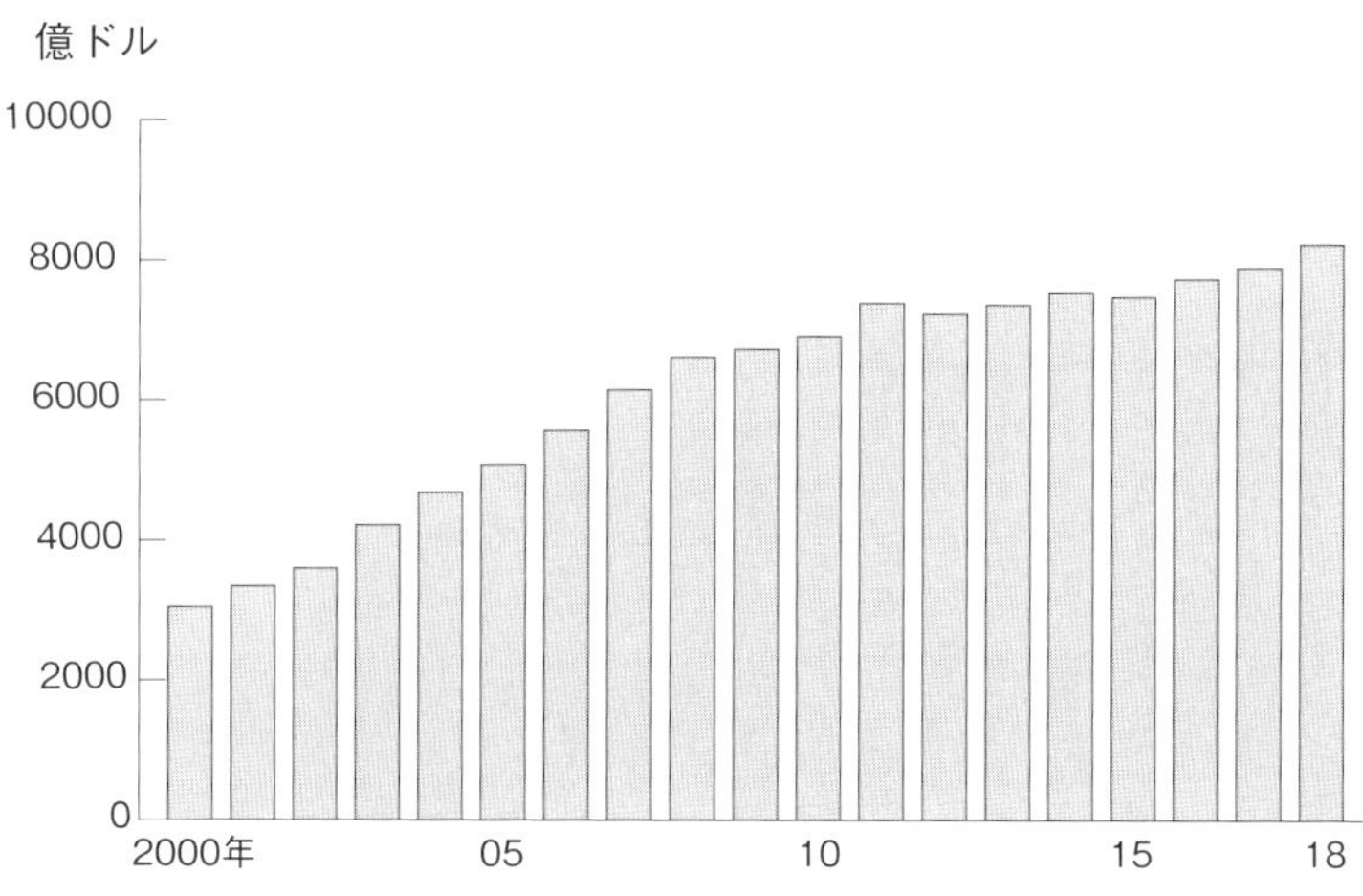

（出所）英エバリュエート調べ（19年4月8日）

ぶがん免疫薬「キイトルーダ」が急速に販売を拡大。キイトルーダが売上高全体に占める割合は２割にものぼり依存度が高まっている。

そこで同社は次の大型薬候補に開発中のエイズウイルス治療薬や慢性せきの治療薬を挙げ、競合の少ない分野での新薬実用化を狙っている。

５位は英グラクソ・スミスクライン（ＧＳＫ）。ＧＳＫは、大衆薬事業に注力し、22年までに売上高営業利益率を20％台半ばに引き上げる目標を掲げた。その達成のために、18年にスイスのノバルティスから大衆薬事業を買収、米ファイザーとの事業統合をするなど大型のＭ＆Ａを繰り返し、17年に１位だったジョンソン・エンド・ジョンソン（Ｊ＆Ｊ）をかわし大衆薬事業では世界シェアでトップに躍り出た。

同社の大衆薬事業は売上全体の25％を占め、医療用医薬品の売上に次ぐ規模となった。主力製品は歯磨きの「シュミテクト」や抗炎症薬「ボルタレン」、かぜ薬の「コンタック」などがある。

活発化するM＆A

欧米の大手製薬メーカーにおいて、M＆Aが本格化したのは１９９０年代に入ってからだ。その背景にあったのは当時、一定の売上高規模の維持と一定の研究開発の維持、創薬関連テクノロジーの獲得が至上命題にあったと考えられる。

近年は製薬会社が企業環境の変化に対応して、企業価値の創造を行うために、最適な選択と集中による投資活動としてM＆Aをとらえているといってよい。また、最近ではジェネリックメーカーがバイオメーカーを買収する動きが目立ってきた。ジェネリックの規模拡大が限界に近づいてきていると考えるメーカーが、別のスペシャルな事業を抱えて事業拡大を図ろうというものと考えられる。

19年は医薬品企業の勢力図が変わるような買収が相次いで行われた。米ブリストル・マイヤーズスクイブは米セルジーンを買収。ブリストルは免疫チェックポイント「オプジーボ」「ヤーボイ」、セルジーンは多発性骨髄腫治療薬「レブラミド」「ポマリスト」などが主力。両社のがん領域の売上高を合わせると２０１億６９００万ドルとなり、首位・ロシュの背中が見えてくる。バイオファーマ企業のリーダーとしての位置を盤石したいともくろむ。

武田薬品工業はシャイヤーを４６０億ポンドで買収、売上トップ10の仲間入りを果たす。ファイザーは、エスタブリッシュ部門をテバに実質売却し、グラクソ・スミスクラインはコンシューマー事業のスピンオフ（独立採算）、アッヴィはアラガンと合併するなど大型M＆Aが続いた。

19年12月には、堅実経営で知られるアステラス製薬が、米国のスタートアップ企業の「オーデンテス・セラピューティクス」を約３２００億円で買収した。遺伝子の「運び屋」であるベクターを量産する技術を持つ企業だ。

市場を牽引するがん治療薬

がん治療薬市場は22年まで年平均10～13％で成長

製薬業界 近年の主な大型買収

	社名	買収先	買収額
2016年	シャイアー(アイルランド)	米バクスアルタ	320億ドル
	米ファイザー	米メディベーション	140億ドル
2017年	米ギリアド	米カイト	119億ドル
2018年	仏サノフィ	米バイオベラティブ	116億ドル
	米セルジーン	米ジュノ	90億ドル
	スイス・ノバルティス	米アヴェクシス	87億ドル
2019年	武田薬品工業	シャイアー	460億ポンド
	米ブリストル	米セルジーン	740億ドル
	米イーライリリー	米ロキソオンコロジー	80億ドル

各社のプレリリースなどをもとに作成

大手製薬 がん領域の売上高(2017年)

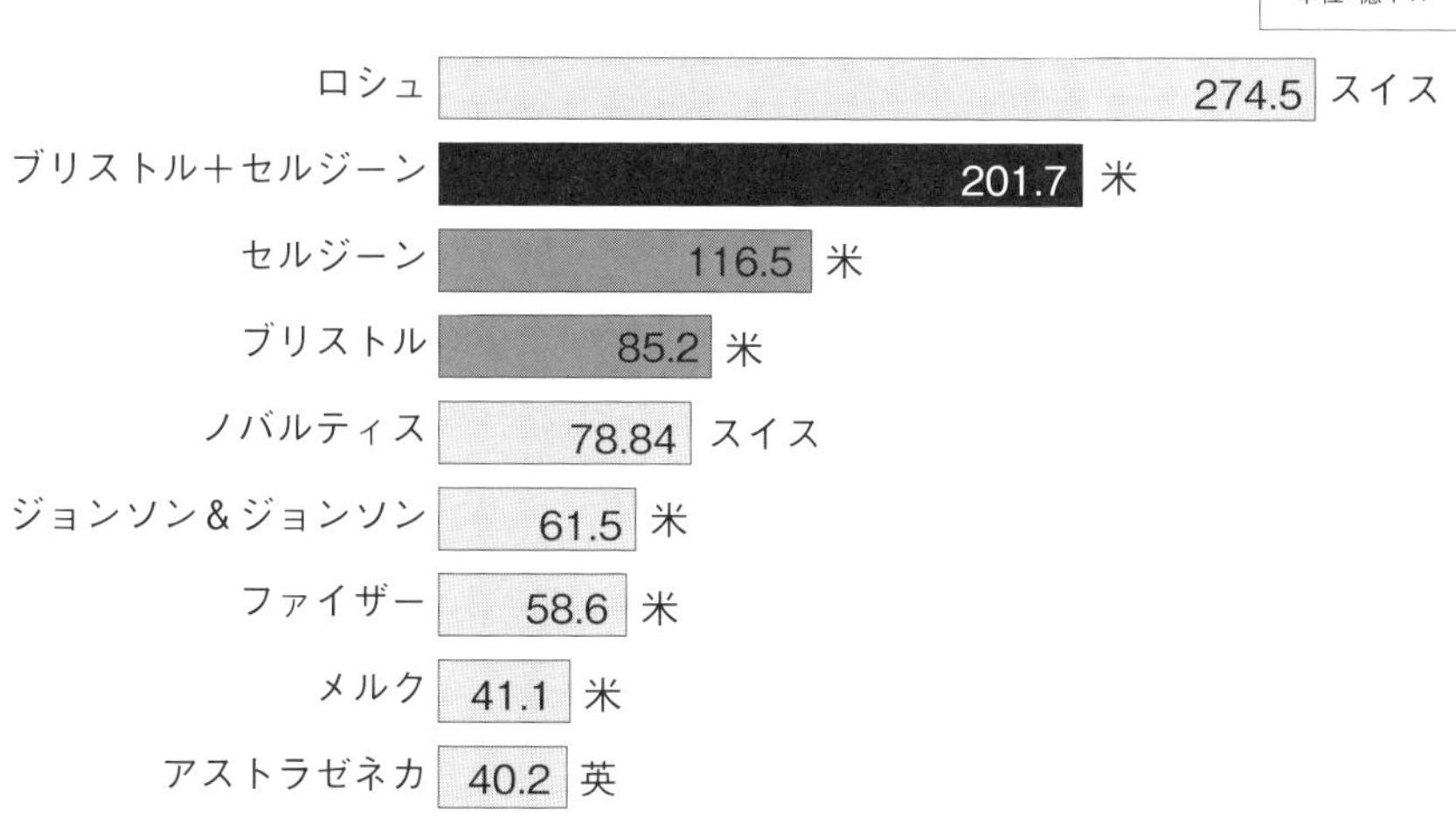

英エバリュエートファーマ「ワールドプレビュー2018」をもとに作成

する見通しで、同年には市場規模が2000億ドルに達するとみられている。

市場拡大を牽引するのは、免疫チェックポイント阻害剤やCAR-T細胞療法などのがん免疫薬だ。ギリアド・サイエンシズは17年、CAR-Tを手がけるカイトファーマを買収。セルジーンはCAR-Tを開発するジュノ・セラピューティクスを買収したが、ブリストルが8兆円でまるごと飲み込んだ。ブリストルにとっては、世界に先駆けて免疫チェックポイント阻害剤「オプジーボ」を世に出したものの、後発の「キイトルーダ」に売上高で逆転を許してしまう見通しになっている。セルジーンを買収することで反転攻勢に出ようという狙いが分かる。がん領域でイーライリリーがロクソ・オンコロジーを買収している。

医薬品の主流はバイオ

バイオ医薬品は先進国を中心に市場が広がり、新興勢を含めて競争が激化している。18年の世界市場は2435億ドルで前年比12・4%拡大。シェア1位はロシュ、2位は米アッヴィ、3位は米アムジェンでデンマークのノボノルディスク、仏サノフィがそこに続く。

アッヴィはアムジェンを17年に抜き、2年連続の2位。バイオ医薬品部門での売上の大半は関節リウマチ治療薬の「ヒュミラ」だ。ただし、23年にアメリカで特許が切れ後発薬が発売されるため、他の製品開発が急務となっている。

3位のアムジェンのバイオ医薬品での主力製品には関節リウマチ治療薬「エンブレル」やがんの化学療法時に副作用を抑える「ジーラスタ」などがある。同社は13年にアステラス製薬と合弁会社アステラス・アムジェン・バイオファーマを設立。高コレステロール血症治療薬「レパーサ」など3製品を共同で販売してきたが、20年にこの会社を完全子会社化することを発表。アメリカなどで販売する自社製品の投入で拡大を図る。

米で成功報酬型薬価を導入

各国の保健当局は高騰する薬剤費を抑えるために薬価の引き下げ圧力を強めている。

その背景には高額な薬剤が増え、各国の医療財政を圧迫していることがある。英調査会社のエバリュエートによると、18年の世界で処方された医療用医薬品の販売額は約90兆円で、00年（32兆円）と比べ3倍近くに膨らんだ。製造コストが高く、価格も高いバイオ医薬品の普及が薬剤費の増加につながっているとみられる。

薬価の高騰が問題視されたのは抗がん剤・オプジーボの薬価だった。画期的な新薬開発には膨大な費用を要したからで、治療費が患者1人当たり年間約3500万円に上った。ただ、その奏効率は約15～20％（肺がんの場合）で、大半の患者にとっては〝無駄打ち〟となってしまうことも判明した。

そこで、17年にスイスのノバルティスは米国で白血病治療薬のキムリアを新たに販売する際に、世界

2019年版 製薬会社 研究開発費世界トップ10

集計対象：2018年12月期決算　　％は売上高比（公表通貨ベース）

会社	国	研究開発費	売上高比
*ロシュ	スイス	123.34億ドル	7.1％
アッヴィ	米	103.29億ドル	106.3％
メルク	米	97.52億ドル	▲5.7％
ノバルティス	スイス	91.00億ドル	1.4％
J＆J	米	84.46億ドル	0.6％
ファイザー	米	80.06億ドル	4.2％
*サノフィ	仏	69.55億ドル	7.7％
BMS	米	63.45億ドル	▲2.1％
アストラゼネカ	英	59.32億ドル	3.0％
セルジーン	米	56.73億ドル	▲4.1％

各社の業績発表をもとに作成
J＆Jは医療用医薬品の研究開発費。*は公表通貨から米ドル換算（レートは18年平均）

2019年版 製薬会社 世界売上高ランキング

集計対象：2018年12月期決算（一部日本企業は2019年3月期決算）

J＆Jとバイエルは上段が医療用医薬品、下段が全社　　前年比は公表通貨ベース、単位％

順位	前年	社名		売上高			研究開発費		
				億ドル	億円	前年比	億ドル	億円	前年比
1	1	ロシュ*1	スイス	579.83	64,236	6.7	123.34	13,664	7.1
2	2	ファイザー	米	536.47	59,012	2.1	80.06	8,807	4.2
3	3	ノバルティス	スイス	519.00	57,090	5.7	91.00	10,010	1.4
4	4	メルク	米	422.94	46,523	5.4	97.52	10,727	▲5.7
5	6	グラクソ・スミスクライン*3	英	413.00	45,307	2.1	52.17	5,723	▲13.0
6	7	ジョンソン＆ジョンソン	米	407.34 815.81	44,807 89,739	12.4 6.7	84.46 107.75	9,291 11,853	0.6 1.7
7	5	サノフィ*2	仏	406.66	44,802	▲1.7	69.55	7,662	7.7
8	8	アッヴィ	米	372.53	36,028	16.1	103.29	11,362	106.3
9	10	イーライリリー	米	245.56	27,011	7.4	53.07	5,838	▲0.9
10	11	アムジェン	米	237.47	26,122	3.9	37.37	4,111	4.9
11	14	ブリストル・マイヤーズスクイブ	米	225.61	24,817	8.6	63.45	6,980	▲2.1
12	9	ギリアド・サイエンシズ	米	221.27	24,340	▲15.2	50.18	5,520	34.4
13	12	アストラゼネカ	英	220.90	24,299	▲1.7	59.32	6,525	3.0
14	15	ベーリンガーインゲルハイム*2	独	206.48	22,750	▲3.1	37.34	4,113	2.8
15	16	バイエル*2	独	197.60 467.11	21,770 51,462	▲0.6 13.1	34.14 61.90	3,761 6,820	0.2 16.5
16	19	武田薬品工業*5	日	190.85	20,972	18.5	33.52	3,683	13.2
17	13	テバ	イスラエル	188.54	20,739	▲15.8	12.13	1,334	▲31.8
18	17	ノボノルディスク*4	デンマーク	167.75	20,130	0.1	22.21	2,665	5.6
19	18	アラガン	アイルランド	157.87	17,366	▲1.0	22.66	2,493	7.9
20	20	セルジーン	米	152.81	16,809	17.5	56.73	6,240	▲4.1

各社の業績発表をもとに年間売上高100億ドル以上の企業を集計。医療用医薬品の売上高が全体の半分に満たない企業は、医療用医薬品の売上高でランキング▼*1はスイスフラン、*2はユーロ、*3はポンド、*4はデンマーククローネ、*5は円で公表された数値をドル換算▼ドルへの換算は18年の平均レート（1スイスフラン=1.02ドル、1ユーロ=1.18ドル、1ポンド=1.34ドル、1デンマーククローネ=0.15ドル、1円=0.0091ドル）で計算▼円への換算は18年平均レート（1ドル=110円、1スイスフラン=113円、1ユーロ=130円、1ポンド=147円、1デンマーククローネ=18円）で計算

2018年 世界でもっとも売れた医薬品トップ20

単位:億ドル　カッコは前年比(%)。矢印は前年からの順位変動

順位	製品名	順位変動	売上	前年比	備考
1	ヒュミラ	→	254.85	(10.8)	
2	ランタス	→	104.14	(▲8.5)	
3	エンブレル	→	101.81	(▲3.0)	
4	エリキュース	↑	101.21	(45.5)	
5	ザレルト	↑	91.78	(18.0)	※日本製品名・イグザレルト
6	レミケード	↓	77.68	(▲6.1)	
7	オプジーボ	↑	75.43	(34.6)	
8	ノボラピッド	↑	73.54	(6.1)	
9	キイトルーダ	↑	72.16	(97.6)	
10	ジャヌビア	↑	71.23	(10.7)	
11	リリカ	→	69.33	(4.4)	
12	ステラーラ	↑	68.32	(36.0)	
13	ハーセプチン	→	66.86	(3.0)	
14	セレタイド	↓	65.59	(▲5.1)	※日本製品名・アドエア
15	マブセラ	↓	64.62	(▲6.4)	※日本製品名・リツキサン
16	アバスチン	↓	63.43	(3.4)	
17	ヒューマログ	↓	61.94	(4.3)	
18	エプクルーサ	↑	58.55	(9.5)	
19	ゲンボイヤ	↑	56.21	(29.3)	
20	シムビコート	↓	53.29	(7.1)	

前年比は為替変動の影響を除く
米IQVIA調べ

2019年国内医療用医薬品売上高上位20社

集計期間:2019年1月～2019年12月

売上高は薬価ベース

	販売会社レベル			販促会社レベル		
順位	社名	売上高（百万円）	前年比（%）	社名	売上高（百万円）	前年比（%）
1	武田薬品工業	715,374	3.2	ファイザー	569,489	0.6
2	第一三共	672,728	2.7	中外製薬	508,318	6.4
3	ファイザー	519,510	3.5	武田薬品工業	492,429	9.6
4	中外製薬	507,433	6.4	第一三共	446,245	▲3.5
5	アステラス製薬	456,049	▲6.4	アストラゼネカ	378,727	25.0
6	大塚製薬	382,056	8.2	MSD	374,614	7.9
7	MSD	371,892	6.3	ノバルティス	330,453	1.0
8	田辺三菱製薬	348,540	6.6	日本イーライリリー	318,393	4.4
9	GSK	294,295	1.7	大塚製薬	316,768	6.6
10	ノバルティス	292,857	▲2.1	バイエル薬品	315,345	4.2
11	日本イーライリリー	274,821	1.7	GSK	277,331	1.9
12	小野薬品工業	243,511	▲3.3	田辺三菱製薬	268,480	▲3.7
13	アストラゼネカ	242,236	61.3	ヤンセンファーマ	268,162	6.8
14	バイエル薬品	235,548	2.2	アステラス製薬	234,876	▲2.2
15	協和キリン	220,892	▲0.9	小野薬品工業	202,449	▲7.1
16	エーザイ	204,387	0.6	日医工	200,692	▲0.4
17	日医工	193,575	18.5	サノフィ	197,718	11.9
18	沢井製薬	179,247	6.1	日本BI	189,292	0.0
19	参天製薬	177,854	5.1	協和キリン	186,972	▲8.3
20	ヤンセンファーマ	176,386	0.5	沢井製薬	179,247	6.0

販売会社…卸に製品を販売し、その代金を回収する機能を持つ企業
販促会社…MRによる学術宣伝を通じて販促活動を行っている企業

企業名は一部省略。IQVIA医薬品市場統計をもとに作成

で初めて成功報酬型という仕組みを導入した。

欧州や米国で「アウトカム・ベース」や「バリュー・ベース」と呼ばれる薬価制度で、医療への経済的な評価を薬の評価に反映させる仕組み。薬が効いた場合にのみ製薬会社に代金を支払うというもので、効かない場合は減額もしくは無料となる。画期的な新薬開発に成功すれば高い価格でも受け入れられるので、製薬会社へのメリットも大きい。米国では製薬会社と保険会社がこうした契約を結び、医療現場で使う薬が増えている。

日本では政府が薬価を決める日本の医療制度になじみにくい。また、いったん成功報酬型を認めた場合、その後に価格を下げにくくなるため、公的負担にとってプラス面とマイナス面があるため、制度の抜本改正抜きに成功報酬型の導入は難しい。

武田薬品工業は米国で販売する難病治療薬「エンティビオ」について、米大手保険会社ハイマークと成功報酬型での薬価支払い契約を結んだ。

日本の製薬会社が米国で成功報酬型の仕組みを活用するのは初めて。エンティビオは「潰瘍性大腸炎」や「クローン病」の治療薬。米国では14年から販売しているが、クローン病の患者数は推定３００万人。１カ月の薬剤費は35万円程度とされている。武田はハイマークとの契約を通じ、エンティビオの治療効果と治療後の患者の生活の質（ＱＯＬ）の改善についてのデータで実証していく考えだ。ハイマークは同社の顧客である保険会員に対して薬剤費の節約効果をアピールする。

武田以外に、アステラス製薬、エーザイ、田辺三菱製薬も、欧米での販売で成功報酬型の導入を実施計画中だ。

成功報酬型で販売している医薬品は次の通り。

・ラクスターナ（網膜の遺伝病）スパーク・セラピューティクス　当初価格９６００万円
・キムリア（白血病）ノバルティス　５４００万円
・ハーボニー（C型肝炎）ギリアド・サイエンシズ　９００万円
・レパーサ（高脂血症）アムジェン　年１５０万円
・エントレスト（心不全）ノバルティス　年50万円

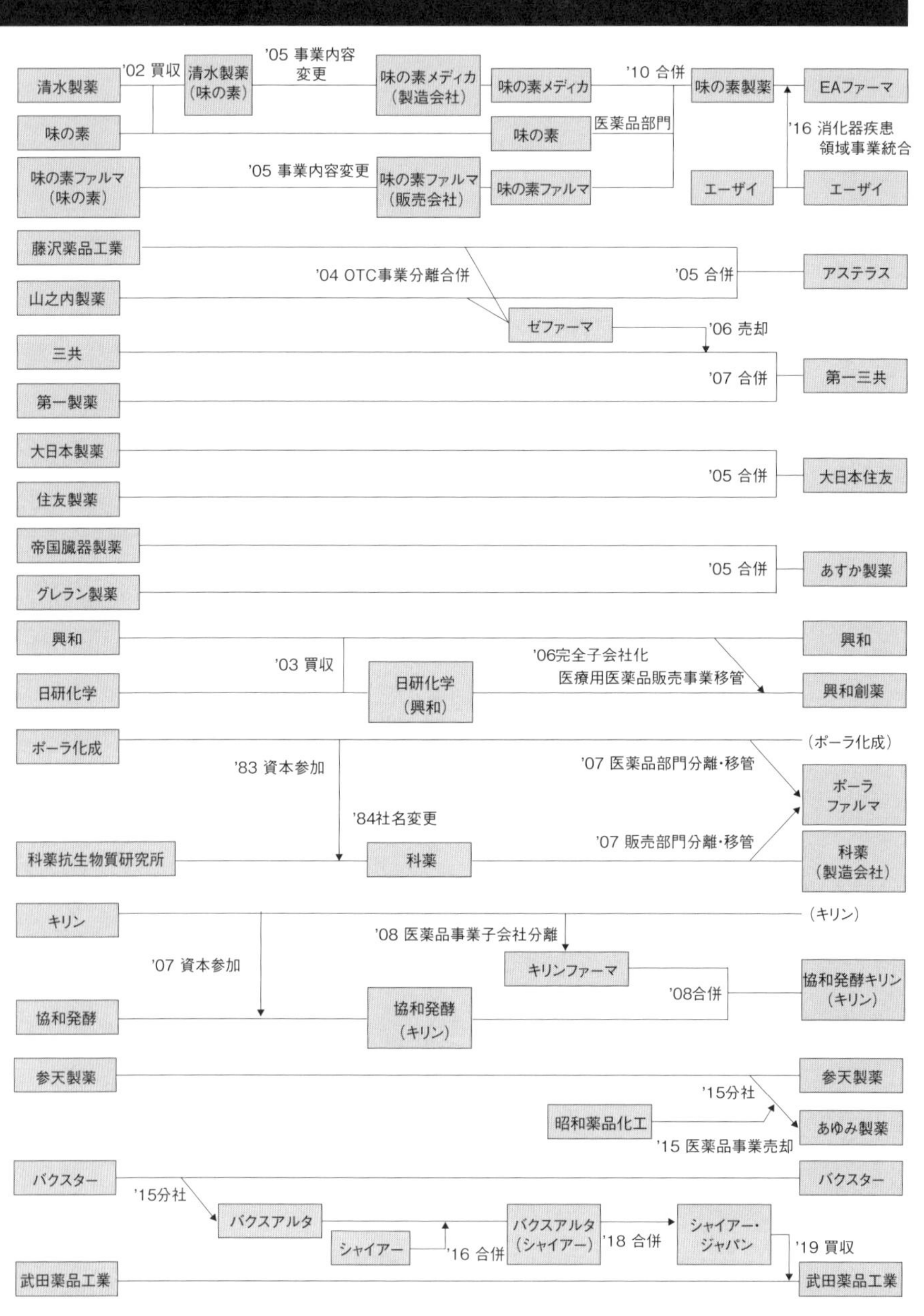

清水製薬
'02 買収
清水製薬（味の素）
'05 事業内容変更
味の素メディカ（製造会社）
味の素メディカ
'10 合併
味の素製薬
EAファーマ
味の素
味の素
医薬品部門
'16 消化器疾患領域事業統合
味の素ファルマ（味の素）
'05 事業内容変更
味の素ファルマ（販売会社）
味の素ファルマ
エーザイ
エーザイ
藤沢薬品工業
'04 OTC事業分離合併
'05 合併
アステラス
山之内製薬
ゼファーマ
'06 売却
三共
'07 合併
第一三共
第一製薬
大日本製薬
'05 合併
大日本住友
住友製薬
帝国臓器製薬
'05 合併
あすか製薬
グレラン製薬
興和
興和
'03 買収
'06完全子会社化
医療用医薬品販売事業移管
日研化学
日研化学（興和）
興和創薬
ポーラ化成
（ポーラ化成）
'83 資本参加
'07 医薬品部門分離・移管
ポーラファルマ
'84社名変更
'07 販売部門分離・移管
科薬抗生物質研究所
科薬
科薬（製造会社）
キリン
（キリン）
'08 医薬品事業子会社分離
'07 資本参加
キリンファーマ
'08合併
協和発酵キリン（キリン）
協和発酵
協和発酵（キリン）
参天製薬
参天製薬
'15分社
昭和薬品化工
あゆみ製薬
'15 医薬品事業売却
バクスター
バクスター
'15分社
バクスアルタ
シャイアー
'16 合併
バクスアルタ（シャイアー）
'18 合併
シャイアー・ジャパン
'19 買収
武田薬品工業
武田薬品工業

主な製薬企業の再編図・国内

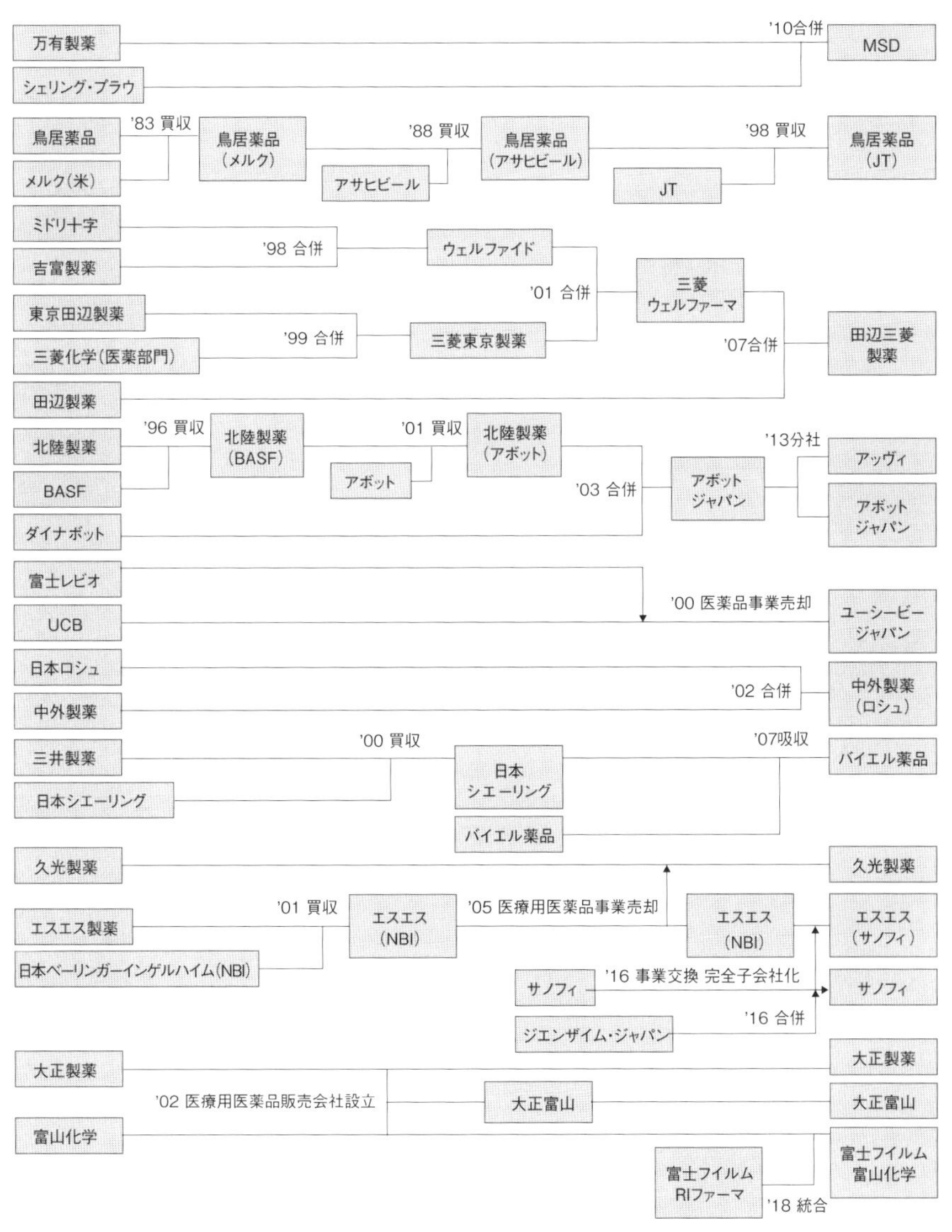

世界の
医薬品産業

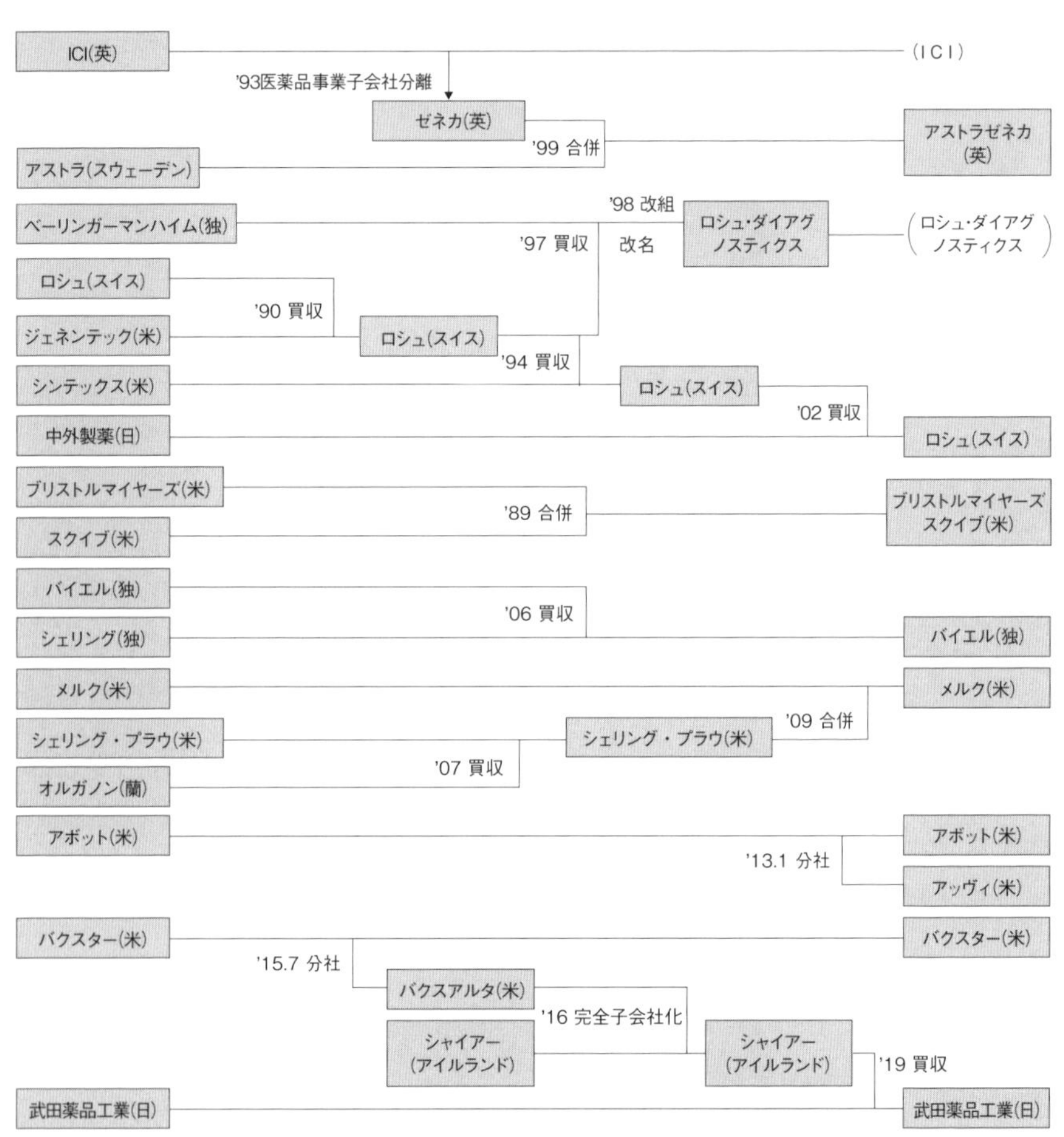

ICI(英)
(ICI)
'93医薬品事業子会社分離
ゼネカ(英)
'99 合併
アストラゼネカ(英)
アストラ(スウェーデン)
'98 改組
ベーリンガーマンハイム(独)
'97 買収
改名
ロシュ・ダイアグノスティクス
(ロシュ・ダイアグノスティクス)
ロシュ(スイス)
'90 買収
ジェネンテック(米)
ロシュ(スイス)
'94 買収
シンテックス(米)
ロシュ(スイス)
'02 買収
中外製薬(日)
ロシュ(スイス)
ブリストルマイヤーズ(米)
'89 合併
ブリストルマイヤーズスクイブ(米)
スクイブ(米)
バイエル(独)
'06 買収
シェリング(独)
バイエル(独)
メルク(米)
メルク(米)
シェリング・プラウ(米)
シェリング・プラウ(米)
'09 合併
'07 買収
オルガノン(蘭)
アボット(米)
アボット(米)
'13.1 分社
アッヴィ(米)
バクスター(米)
バクスター(米)
'15.7 分社
バクスアルタ(米)
'16 完全子会社化
シャイアー(アイルランド)
シャイアー(アイルランド)
'19 買収
武田薬品工業(日)
武田薬品工業(日)

主な製薬企業の再編図・海外

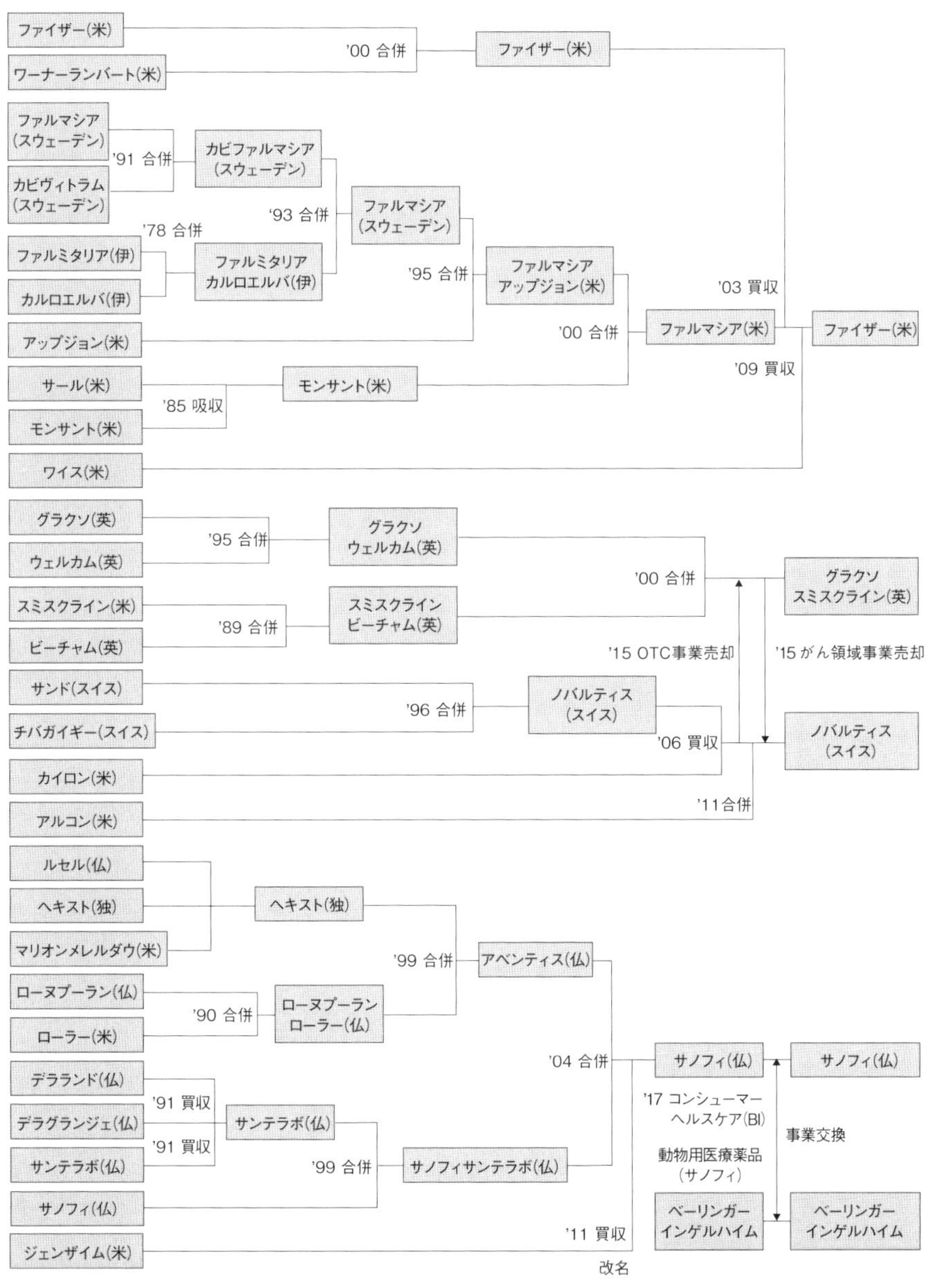

Chapter 6

医療機器の進展

1

医療機器業界の現状と課題

医療機器の定義

薬事法（現・薬機法）は、第二条4項で医療機器について定義している。

それによると、医療機器とは、「人若しくは動物の疾病の診断、治療若しくは予防に使用されること、又は人若しくは動物の身体の構造若しくは機能に影響を及ぼすことが目的とされている機械器具等であって、政令で定めるもの」

具体的には、MＲＩやレントゲンなどの大型機械からガーゼや注射器などまで、医療用品、歯科材料、衛生用品など全般を医療機器という。小さなものであってもやはり生命に影響することから、製造や取り扱いについて、細かな取り決めが定められている。

国際競争力が課題

厚生労働省の薬事工業生産動態統計によると、日本国内の市場規模は18年で約3兆円。過去5年間の推移をみると堅調な伸びを示している。国内市場のうち、治療系医療機器の割合が大きく、伸び率も高い。

しかし、世界の医療機器の市場が40兆円といわれているなかで、最大の米国が4割、2位の日本は1割にも満たない。売上をみると日本トップのオリンパスメディカルは世界20位にとどまっている。また、輸出額は年々伸びているが、圧倒的に輸入超過となっている。ただし、輸入品の約2割程度は日系企業の海外生産品だ。

世界市場で分野別にみると治療器分野（15年）では、人工関節、腹膜透析装置などは参入できていない。放射線治療装置は1・0％であるなど国際競争力は弱い。

一方、診断機器分野では日系企業は一定の国際競争力を有する。18年の画像診断機器でトップのドイツのシーメンスヘルスケアを筆頭に欧米3社でシェア約65％を占める構図は変わらない。

そのなかで日本企業は健闘している。シェア4位にキヤノン、5位に富士フイルムホールディングス、7位に日立製作所が続いている。

MRI、CTは人口当たりの設置台数が世界一の日本市場が下支えする。

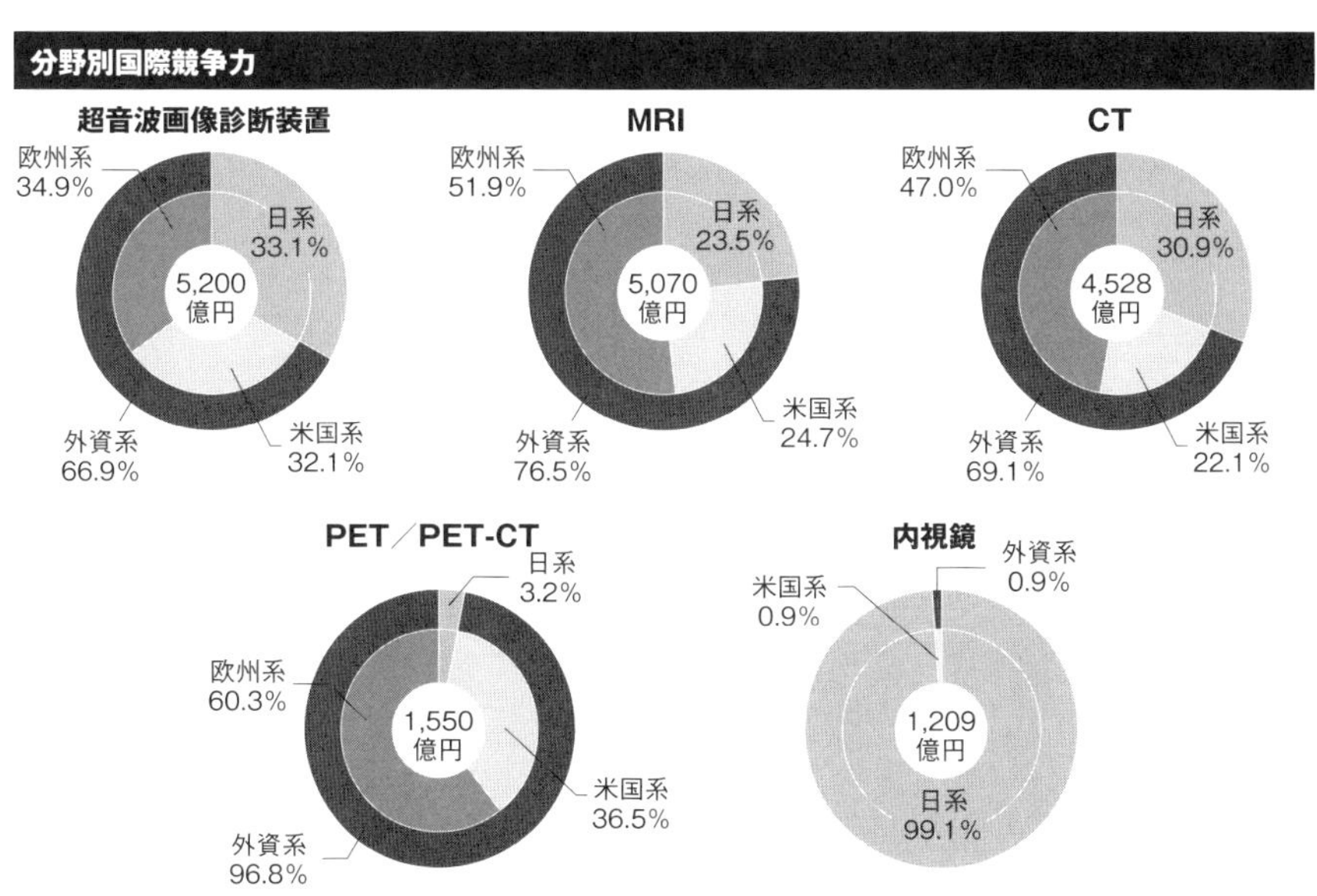

出典：平成28年度 日本企業のモノとサービス・ソフトウェアの国際競争ポジションに関する情報収集（NEDO）（平成29年3月）

2

異業種参入が業界を活性化

牽引する光学機器メーカー

国内の医療機器業界に近年、日系製造企業が続々参入している。その先駆けともいわれたオリンパスや富士フイルムはそれまで培ってきた技術を応用し、内視鏡やレントゲンを開発し、着実な業績を上げている。それどころか富士フイルムは08年には医薬品事業にも参入している。14年度には米国の研究・医療機関と連携し、抗がん剤の開発に着手した。

その他に医療機器業界に進出を果たしたのは、ソニー、コニカミノルタ、旭化成、キヤノン、東レなど多数にのぼる。旭化成は米医療機器大手のゾール・メディカルを１８４０億円で買収して参入した。ソニーはオリンパスに５００億円を出資してソニー・オリンパスメディカルソリューションが発足した。住友スリーエムが、スマートフォンに搭載する電子部品の洗浄液や冷媒、溶剤として開発を進めていた高機能性液体を、医療機器での用途に応用する試みを行っている。音響メーカーのオンキヨーは、シーメンス補聴器との連携を発表し、製品の共同開発を始めている。

キヤノンが買収した東芝メディカルシステムズは子会社化されキヤノンメディカルシステムズとして稼働。約3年後の現在、統合した成果が徐々に出ている。親会社であるキヤノンとの連携で、がんの骨転移の発見を支援するシステムを開発している。

進出企業に共通しているのは、富士フイルム同様、自社の高い技術力を医療機器に応用すれば世界初の製品を生み出すことができると考えている点だ。

医療機器の国内市場規模の動向

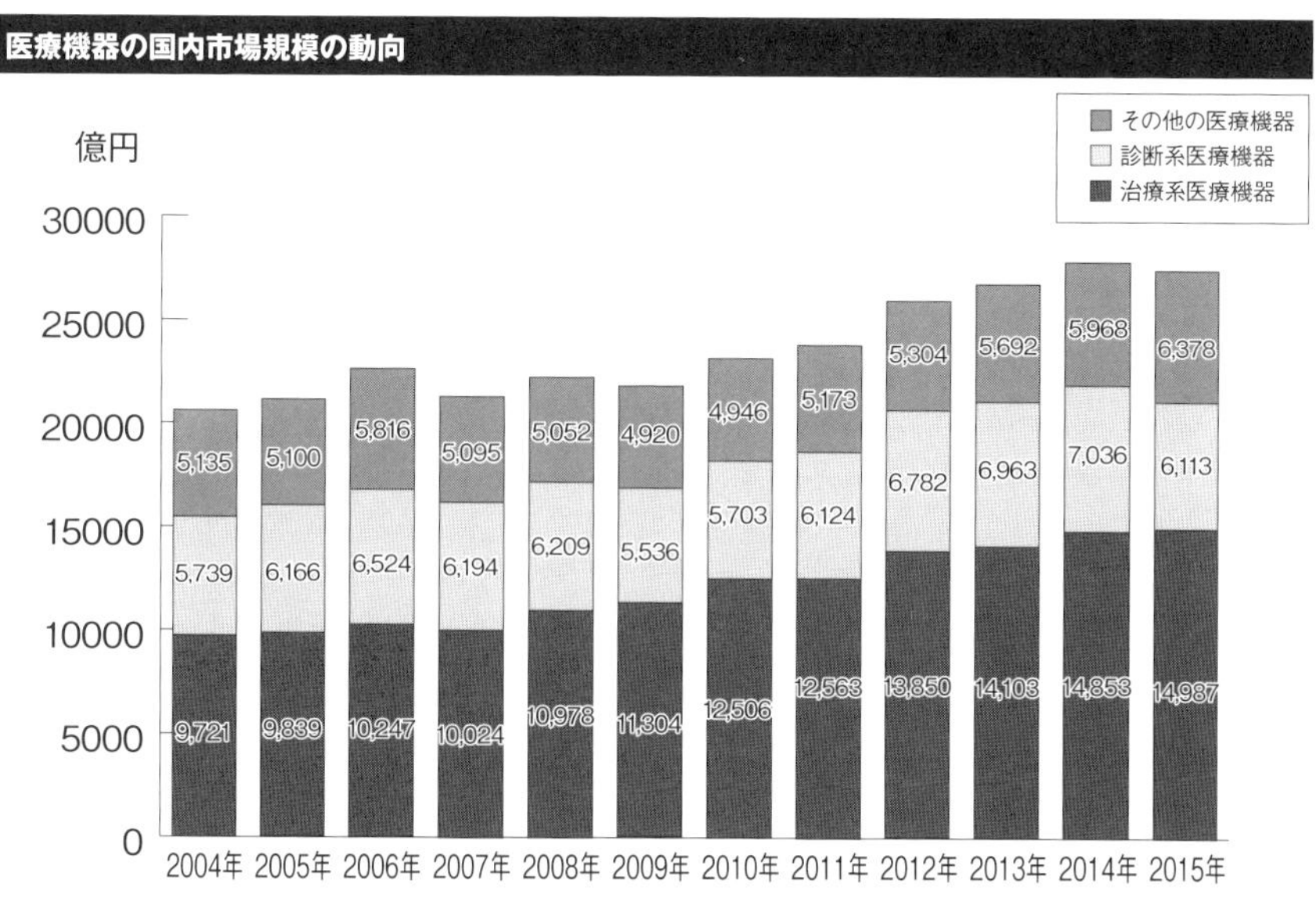

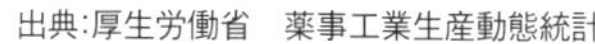
出典:厚生労働省　薬事工業生産動態統計

医療機器の国別市場規模（2016年）

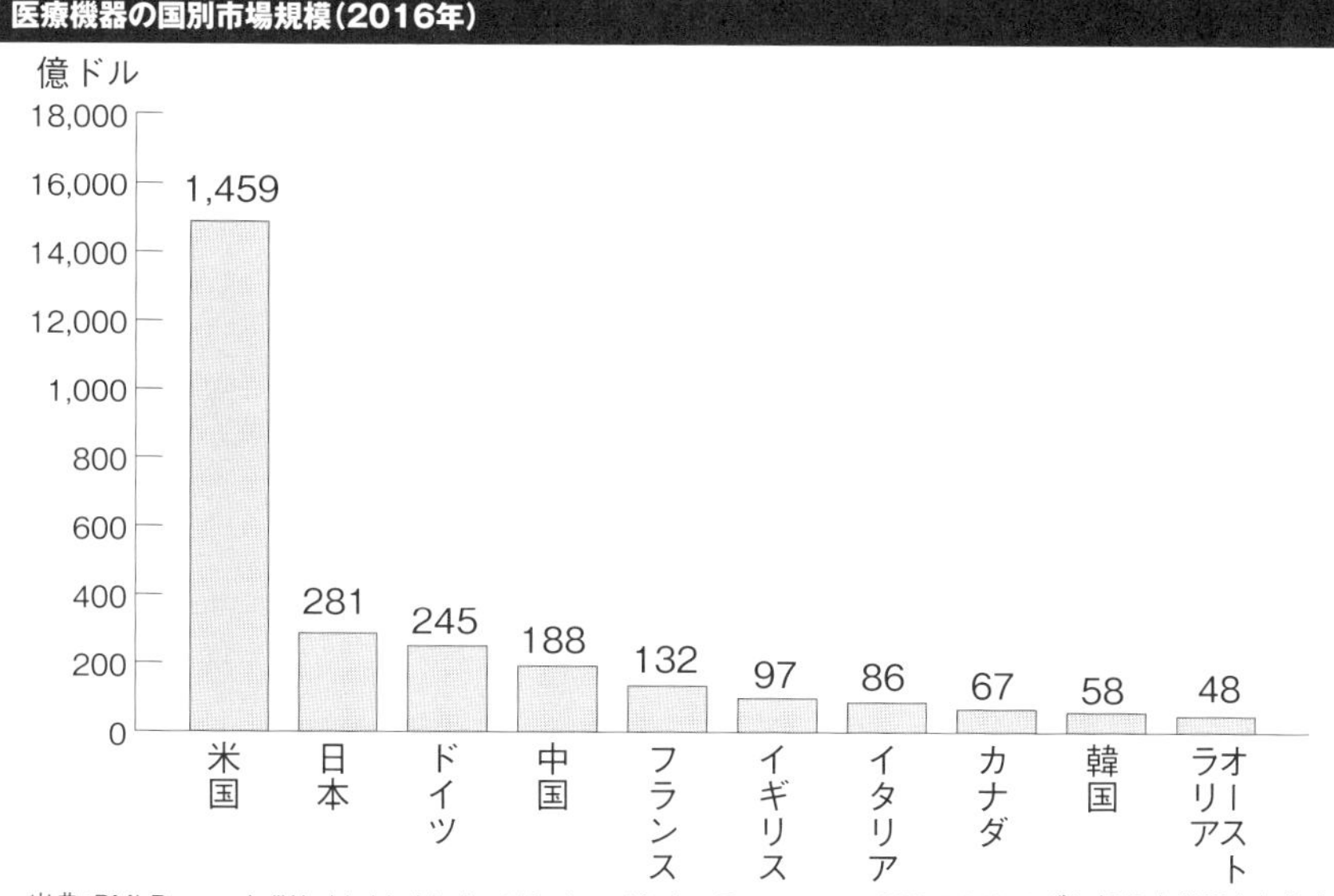

出典:BMI Research "Worldwide Medical Devices Market Forecasts to 2021"より みずほ銀行産業調査部作成

政府も後押しをする。異業種や中小の企業が医療機器の開発に取り組みやすくする体制を整えた。文部科学省と経済産業省、厚生労働省が立ち上げた「医療機器開発支援ネットワーク」だ。

中小や異業種企業になじみの薄い薬事法の承認手続きなどを手助けするほか、公的機関で機器の試験などもできるようにする。成長分野とみる医療関連市場に新規参入企業を多く呼び込み、技術の進展と価格の低下を促す。

医療機器業界では活発にM&A

世界の医療機器市場は米ゼネラル・エレクトリック（GE）、独シーメンス、蘭フィリップスのビッグ3が覇権を握っている。近年は、欧米の中堅企業がM&Aを繰り返しており、1兆円企業が続々誕生した。

医療機器を本業とする企業もM&Aを加速させている。テルモは16年、米医薬品・医療機器大手アボット・ラボラトリーズと同業の米セント・ジュード・メディカルから血管治療機器の事業の一部を買収。さらに17年、米国ボルトン社を買収し、血管事業の成長を加速させている。また、内視鏡が主力のオリンパスは、診断画像を管理・閲覧するシステムを手がける米イメージ・ストリーム・メディカルを買収すると発表した。

コニカミノルタは17年、遺伝子のがん診断を手がける米アンブリー・ジェネティクスを官民ファンドの産業革新機構と共同で買収した。出資比率は同社の米国販売子会社が6割、産業革新機構が4割になる。買収を機に、アンブリー社のサービスを日本で展開するほか、同社が強みを持つ「ＨＳＴＴ」と呼ばれるたんぱく質を解析して診断する技術と組み合わせて提供する予定。

アジアの市場へ

日本の医療機器の輸出先はアジア諸国が多い。各国の輸入品目をみると日本が強みとする超音波診断装置、Ｘ線ＣＴなどの画像診断機器や、正確性が求められる心電計、歯科用エンジンなどは軒並みシェア上位に入る。中国・ASEANにおいては日本の医療機器は浸透してきている。

世界市場の中で中国・ASEAN地域では年率15%前後のスピードで急成長している。その要因は医療を必要とする高齢者が増えていること、公的医療保険制度の整備が挙げられるだろう。患者が通院できる病院環境が整えば、資機材は自然と拡大する。インドネシアでは皆保険達成を目指して整備が進んだことで、日系企業の官需受注は倍になっている。それに比べて欧米メーカーの進出は遅れている。

中国市場に約10年前から進出しているテルモは、これまでバルーンカテーテルやガイドワイヤーなどの心臓治療用具が中心だった。診療領域の拡大を狙い、腹膜透析の液剤や用具で、中国大手のウェイガオグループと18年、合弁会社を設立。現地事業に本格参入した。同年、主力のカテーテル分野で地場メーカーを子会社化し、心臓治療向けに様々な器具を共同開発。20年にも第一弾を販売するなど、中国事業でアクセルを踏んでいる。

医療機器売上高(2018～2019年)

社名	売上高(億円)	前年比(%)	特徴
オリンパス	6343	2.9	消化器内視鏡でトップシェア
テルモ	5995	2	カテーテルやステントなど心臓血管領域に強み
ニプロ	4264	7.8	ディスポーザブル機器に強み
シスメックス	2935	4.1	検体検査用機器・試薬大手
日本光電工業	1788	2.6	医療用電子機器大手
フクダ電子	1298	0.7	医療用電子機器大手
オムロン	1157	6.6	家庭用血圧計の世界シェア50%
コニカミノルタ	909	▲5.8	X線画像診断システム、超音波画像診断装置に強み
メニコン	794	5.4	日系大手コンタクトメーカー、コンタクトレンズが柱
島津製作所	691	4.9	医療機器ではX線TVシステムや血管撮影システムなど展開
日機装	608	9.2	主力は人工心臓などの透析関連
JMS	581	2.8	ディスポーザブル機器が柱
朝日インテック	501	17.3	カテーテルが主力
トプコン	477	2.6	眼科用機器に特化、眼圧計や眼底カメラなど
日本ライフライン	455	7.6	心血管領域に強み

有価証券報告書に基づき作成

3 医療機器のイノベーション

世界と日本の潮流

近年、自社製品の範囲にない新しい機器開発に対してはリスクが高い。大手企業が自社でスピーディーな開発を行うことは難しい。こうしたなかで、米国においては、大手企業が新製品を開発したベンチャー企業を買収し、製品を量産して販売するという流れが定着している。つまり、自社開発だけに頼らないイノベーションエコシステムを構築。ベンチャー企業にとっても、ＩＰＯよりも大手への売却を出口の1つとして最重視しているのだ。

日本でもベンチャー企業が革新的な医療機器を開発し、大手企業に売却するという事例が生まれてきている。

個別化医療への取り組み本格化

医療機器メーカーは患者の1人1人に合ったオーダーメイド型の治療法を選ぶ「個別化医療」の本格的な展開をもくろむ。

医療機器を単品販売するハード志向から近年では、病院の課題を解決するなどソフト面のビジネスモデル構築に力を入れている。病院経営を取り巻く経営環境は厳しく、装置・機器の買い換え需要は長期化しているからだ。

富士フイルムは診療科ごとに分断されている診療情報をＩＴで一元管理する統合システムを提案している。例えばＣＴやＭＲＩの画像情報、手術時に撮影した動画などを一元管理する。異なるメーカー装置でも対応できるという。

米ゼネラル・エレクトリックは、装置に不具合が発生する前に予防するサービスを始めた。センサーを使ったデータ分析でわかるようにしたもの。また、疾患別アプローチとして、1人の担当者が疾患ごとに必要となる複数の装置を扱えるようにする体制を敷いた。

今後はハードとソフトを組み合わせた戦略の巧拙が、医療機器メーカーの成長に影響してくることとなりそうだ。

医療用向けAI開発で画像診断

医療分野にもＡＩ（人工知能）の導入が始まる。厚生労働省の「保健医療分野におけるＡＩ活用推進懇談会」は17年、ＡＩの開発で今後優先的に取り組むべき重要6領域を選定し、その工程表を明らかにしている。

6領域は「ゲノム医療」「画像診断支援」「診断・治療支援」「医薬品開発」「介護・認知症」「手術支援」。6領域とも遅くとも21年には開発を完了、または着手することになっている。

創薬では、がんや認知症などの新薬候補になる化合物の特徴をＡＩが学習して絞り込み、効果や安全性を調べる試験などにかかる時間を大幅に短縮する。開発期間を最大で3割弱短くして開発費削減につなげたい意向だ。

このなかで一番早く実現しそうなのが画像診断支援である。

日本消化器内視鏡学会は17年から、内視鏡画像からＡＩで病変を見つける実証実験を開始する。年度内に全国32の病院から合計32万件超の画像や診断情報を集めたデータベースを構築。それを基にＡＩ自らが精度を向上させる深層学習によって診断技術を学ばせる。3年をメドに医師の診断前に異常を疑われる患者とそうでない患者を振り分ける。ＡＩ開発は東大、名古屋大、九大、国立情報学研究所が担当することになっている。

日本医学放射線学会などでもＡＩによる画像診断支援の研究を始めている。ほかにも東大発のベンチャーのエルピクセルは脳動脈瘤をＡＩを使って発見するソフトウエアの開発を進めている。

撮影画像から病変を見つけ、病理を助けるＡＩを各社が開発している。製品への搭載が本格化するのも間近だ。

ＨＯＹＡは内視鏡検査を支援するＡＩのプログラムで、欧州連合（ＥＵ）での販売に必要な安全基準認証「ＣＥマーク」取得した。大腸検査の際、ポリープの疑いがある場合、青い枠で囲んで知らせるなど医師の診断支援と病気を見落とす可能性を低減できるプログラムだ。12万以上の画像を使ってＡＩのプログラムを開発、同社ブランドの内視鏡システムと組み合わせて使う。20年春に欧州市場で発売する計画だ。

診断支援のプログラムは、内視鏡大手がこぞって開発を進めている。

オリンパスは19年、大腸の早期がんなどの診断を支援するシステムを発売。ＡＩの判断の正答率は9割超と経験の浅い医師らの7割前後を大きく上回るという。

富士フイルムも内視鏡で病変を発見するＡＩを欧州で申請している。

アステラス製薬はＡＩの活用でデジタル分野の取り組みを加速させている。1つは創薬など既存事業の効率化で、新薬候補となる化合物の特性予測や分子設計などでＡＩを導入した。もう1つは医薬品以外のソリューション開発だ。バンダイナムコエンターティンメントとは運動支援アプリの開発・臨床試験にも取り組み、疾患治療用の電気刺激技術やソフトウエアの開発に着手した。

難易度の高いとされる早期胃がんの診断技術に挑戦しているのが、理化学研究所と国立がん研究センターの共同研究グループ。多層の人工ニューラルネットワークによる深層学習（ディープラーニング）を使い、画像診断システムを構築した。それにＡＩの学習用データに独自の加工をすることでモデルの性能を上げ、専門医のレベルに迫る正確さで判断できる技術にメドがついたという。約36万枚のテスト用画像の試験で、早期胃がんの陽性と陰性の識別する「正解率」は83・6％に達している。

4 医療機器開発のために医と産の連携

医療現場と産業をつなぐ

○ジャパン・バイオデザインプログラム

医療機器開発においてリーダーとなり得る人材を育成するため、課題解決型のイノベーションに必要な考え方やスキルを、臨床現場のニーズを出発点として実践的に習得するプログラム。対象は社会人や学生。

大阪大学・東北大学・東京大学が連携し、日本医療機器産業連合会等の産業界の協力を得ながら、スタンフォード大学のバイオデザインプログラムの実施、展開を推進。

このプログラムは、特定の既存技術や分野に依存せず、医療現場における未解決ニーズを出発点として、医学、工学、ビジネスすべてを融合しながら現場で本当に求められる医療デバイスの創出（＝イノベーション）を目指す。また、初期段階から事業化の視点も踏まえてニーズを検証することによって、実現性の高い医療ビジネスを生み出すアプローチが特徴となっている。

そのプロセスは大きく3つのフェーズで構成されている。

①医療現場の未解決ニーズの特定（Identify Unmet Needs）
②問題を解決する医療デバイスの開発（Invent）
③事業化を通じたイノベーションの実現（Implement）

修了者が設立したスタートアップ企業はこれまで2社を数える。

国産医療機器創出促進基盤整備等事業

市場性を見据えた製品設計等を習得した開発人材の育成を行い、国内外の医療ニーズを満たす医療機器開発の推進を図るため、医療機器の研究開発の経験が豊富な全国11カ所の医療機関で、開発企業の人材を受け入れて研修、セミナーの開催等を実施する。

具体的には次の環境・体制を整備する。

①実臨床部門との行き来現場見学、臨床医との対話等を通じ医療ニーズを発見する。

②研修の実施医療機器の研究開発、上市戦略の立て方等の研修を実施する。

③開発ニーズの集約国内外の医療機関からニーズを収集し、市場性及び競争力を有する製品開発プランを作成して企業と共有する。

④医療機器開発・交流セミナーシンポジウムを開催し、医療機関内の取り組みについて発表・討議し、企業の開発関係者との交流を促進する。

日本医師会による医師主導の医療機器開発支援

日本医師会が関東経済産業局と連携しながら、医師のニーズを医療機器開発に結びつけるために、臨床ニーズの発掘や事業化支援のためのセミナーを全国各地で開催。

大学における医工学研究・人材育成の取り組み

（一例）

- 東京女子医科大学、早稲田大学連携先端生命医科学研究教育施設
- 東北大学大学院医工学研究科
- 千葉大学フロンティア医工学センター
- 大阪大学大学院医学系研究科附属最先端医療イノベーションセンター
- 九州大学大学院医学研究院

Chapter 7

医薬品業界最新トピックス

1 医薬品業界最新トピックス

製薬メーカーや関連業の動きは日々、更新されている。例えば1つのニュースが、その後に大きなうねりをもたらすこともよくある。最新のトピックスを紹介しよう。

医療用医薬品

○エーザイ　血液から「がんの進化」解析

エーザイは、米医療系スタートアップのパーソナル・ゲノム・ダイアグノスティクスと遺伝子パネル検査の共同研究に関して提携した。

血液等を調べる「リキッドバイオプシー」技術を活用し、がんの再発や転移、細胞のがん化、抗がん剤が効かなくなったなどの事例を遺伝子解析し、2020年末までに500種類以上のがん遺伝子の変異などを見つけられる試薬を開発する計画。

将来的に前がんや超早期がん、進行がんへの進化を正確に把握することで、それらへの適切な治療が選びやすくなり、がんの遺伝子変化に対応した新薬の開発につなげることが可能となる。

○オンコリス　がん新薬促進

がん治療薬開発のオンコリスバイオファーマは、ウイルスでがん細胞を死滅させる新薬候補「テロメライシン」の開発を進めている。

テロメライシンは、がん細胞だけを破壊する「腫瘍溶解性ウイルス製剤」という新しいがん治療薬だ。強い感染力を持つ「アデノウイルス」の遺伝子を改変、がん細胞だけに感染して増殖し、死滅するように設計されている。正常な細胞には感染しないため、副作用も少ない。

厚生労働省が定める「先駆け審査指定制度」の対象にもテロメライシンは選出されており、同社は拡大する抗がん剤市場において、早期の商用化とシェア獲得に向けて動いている。

○抗がん剤投薬とがん診断同時に

量子科学技術研究開発機構の研究グループで、がんを診断しながら抗がん剤を投与して治療する「セラノスティクス」の研究が始まった。脂質でできたカプセルの表面に、ＭＲＩに映るガドリニウム錯体を付けた造影剤を、がんを皮下移植したマウスへ投与。その後ＭＲＩを撮影するとがんの一部に造影剤が集まっていた。さらに抗がん剤を投与すると、造影剤が集まっていた部分のがんが死滅していた。

従来の抗がん剤治療は、投与して１～２カ月後に効果をＣＴで確かめる。しかし、効かない薬を使って副作用が生じたり、がんが悪化するリスクが残った。この技術ではがんを診断しながらの治療によって、抗がん剤の効果を治療前に予測することができ、効かない薬はすぐに切り替え、副作用を減らすことも可能だ。

○慶応発スタートアップ、iPSから角膜内皮

慶応義塾大学発の再生医療スタートアップ、セルージョンは、ｉＰＳ細胞から角膜内皮代替細胞を作る方法を開発。２０２０年夏にも臨床研究を始める。

同社は、健常者の皮膚などから作成されたｉＰＳ細胞を原料に、中間体を介さずに角膜内皮細胞を直接誘導する独自の製造方法を確立。臨床研究の対象となるのは水泡性角膜症のなかでも失明する恐れのある重度の患者だ。

移植に用いる角膜は慢性的に不足しており、重度の患者への有効な治療法として期待がかかる。

○阪大　バイオ医薬抗体、生産効率向上

大阪大学の大政健史教授らは、バイオ医薬品として使われる抗体の生産効率を高める技術を開発した。同氏らは、たんぱく質の折り畳みや組み立てに重要な役割を果たす「ＫＤＥＬ受容体１」と呼ばれる遺

伝子に着目。この遺伝子を追加導入してチャイニーズハムスターの卵巣由来細胞「ＣＨＯ細胞」を過剰に働かせ、遺伝子組み換えたんぱく質「免疫グロブリンＧ１」の生産能力を高めた。実験の結果、生産効率は20％増加することがわかった。

この新技術はバイオ医薬品以外のたんぱく質の生産にも応用可能で、研究チームはすでに企業との共同研究を始めており、５年以内の実用化を目指す。

○名大　iPSで筋肉への信号伝達を再現

名古屋大学と愛知医科大学の研究グループは、ｉＰＳ細胞を用いて筋肉に伝わる信号を詳しく調べる装置を開発した。

ｉＰＳ細胞から神経細胞と骨格筋細胞を作り、どの神経細胞からの信号がどの骨格筋細胞に伝わって体を動かしているかを評価。

筋委縮性側索硬化症（ＡＬＳ）など思うように体が動かせなくなる難病の仕組みを正確に調べることが可能となり、治療薬の開発に向けて光明となることが期待される。

○パーキンソン病の個別化医療に向け共同研究

データ解析を手がけるフロンテオは、武田薬品工業などとパーキンソン病の診断・治療に関する共同研究を開始した。

同社はヘルスケア業界向けに開発したＡＩエンジン「コンセプトエンコーダー」を活用し、患者の電子カルテに書かれた問診記録を分析。武田薬品工業が集めた患者ごとのゲノム情報と掛け合わせ、症状の分類や病状の進行予測を検証する。

パーキンソン病は初期の段階でその後の経過を予測し、適切な投薬治療が行われれば、症状の改善や進行を遅らせることができるといわれる。２年の共同研究で実際の診断や治療に適用可能かどうかを探り、患者の症状に合わせた治療の実用化を目指す。

○分子科研ら、たんぱく質に「荷札」で効率化

分子科学研究所と名古屋市立大学の研究グループは、動物細胞を使ってバイオ医薬品を作る際の効率を向上させる要素技術を開発した。

新技術は、作りたいたんぱく質の遺伝子配列にア

ミノ酸をくっつけると、細胞内で「荷札」として働き、合成されたたんぱく質が効率的に細胞外へ分泌されるようになるというもの。

この手法を使えば、抗体たんぱく質やホルモン製剤など、様々なバイオ医薬品を効率的に生産できる可能性がある。

ドラッグストア

○スギHD　業績拡大、異業種とのM&Aも

ドラッグストア大手のスギホールディングスが業績を拡大させている。2019年3～8月期の連結決算は純利益が104億円と過去最高を更新。今後、調剤薬局や介護・医療関連の事業を進める企業など異業種も含めたM&Aを積極的に進める方針。

また、同社が展開するスギ薬局は店舗内で、健康保険組合・国民健康保険組合の保険者の被扶養者向けに、特定保健指導を受けられるサービスを開始。被扶養者の特定保健指導実施率の向上に貢献したい考え。

また、同社は全国展開するドラッグストア、スギ薬局の全店に調剤薬局を併設する。あわせて薬剤師の採用も増やす考え。顧客と対面で提供する健康・医療サービスの充実を図り、競合他社との差別化を狙う。

○ドラッグストア2社　医薬品不正販売

ドラッグストア大手のツルハドラッグとウエルシアHDが、医師の処方箋を持っていない患者に対して不正に医薬品を販売していたことが判明した。

ツルハドラッグは2004年から14年頃にかけて、処方箋を持たない患者に対し、脳梗塞の予防薬や血糖値を下げる薬などを販売していた。休日に診察が受けられない患者の求めに応じたという。

一方ウエルシアHDは、17年8月に千葉県の店舗で処方箋を持たない患者に医薬品を販売していたことが発覚し、業務停止命令を受けていた。これを受けて同社が全店舗に同様の事例がないか調査したところ、14年から17年に11都府県の23店舗で処方箋のない患者に薬を販売していた。

問題の発覚した2社は再発防止策を進めているという。

医療・AI・教育関連

○バズリーチ　がん治験希望者をマッチング

医療情報スタートアップのバズリーチは、手がけている治験情報システム「ｐｕｚｚ」に新たにがんの情報を加え、がん患者の支援団体、生命保険会社、医師などに提供するサービスを２０２０年4月に開始した。これまでは中枢神経領域や希少疾患、小児疾患などを対象にしていたが、がん領域の情報も提供できる環境が整ったと判断した。

今後は医師向けサービスを展開する他の企業とも連携を検討し、利用社数を50社まで伸ばすことを目標にしている。

○オリンパス　3次元解析で抗がん剤評価

オリンパスは同社の3次元細胞解析ソフト「ノビサイト」を使って、抗がん剤の治療効果を評価する研究を福島県立医科大学と共同で開始した。

肺がん患者の組織などから培養した3次元構造体を使い、抗がん剤の作用メカニズムや治療効果を調べる。がんの遺伝子変異に応じた治療の選択や治療薬開発の支援を目指す。

○キヤノン　AIで網膜画像鮮明化

キヤノンは網膜の断層面を観察可能な光干渉断層計の新製品「ＯＣＴ-Ｓ１」を発売した。

撮影した画像をＡＩがノイズを除去する機能が搭載され、高精細な画像を生成することが可能となった。また、高性能のＧＰＵ（画像処理半導体）によって画像を高速で処理することが可能となり、画像を表示するまでの時間を従来機と比べて7割短縮することに成功。

眼底の血管の様子が鮮明に見られるようになり、病気の早期発見につなげる。

○ナガノサイエンス　試験機器管理を定額で

医薬品の試験機器や関連サービスを手がけるナガ

ノサイエンスは、製薬会社の試験機器を定額で管理するサービスを本格的に開始する。

従来は部品を交換するたびに更新料と承認が必要で、原則として顧客に試験機器の管理を任せていた。新サービスでは、機器の交換や時期をナガノサイエンスが判断し、機器の管理や検体の記録も定額サービスの対象となった。製薬の周辺業務を取り込み、製薬会社が新薬開発に注力できる環境構築を支援する。

同社は独製薬大手のベーリンガーインゲルハイムの日本法人と契約を結んでおり、このサービスをさらに拡大していく考え。

○米ＩＱＶＩＡ　新管理システム日本発売

米医薬品サービス・調査会社のＩＱＶＩＡは、２０２０年にも医薬品の安全情報をクラウドで管理する新システムの販売を日本で開始する。

新開発したシステムでは、これまで製薬会社の社員が手作業で打ち込んでいた副作用の症例報告など医薬品の安全情報管理のデータを、ＡＩや自動読み取りシステムで処理。症例の収集、データ処理、症例の提出、報告と分析、アップデートの５つの業務を一括でクラウド管理する。

業務の複雑化や人件費などのコスト削減のニーズが高まっていることを受けて、同社は大手製薬会社を中心に３年以内で10社程度の利用を見込んでいる。

○富士ゼロックス　ＡＩで薬の副作用判定

富士ゼロックスはＡＩで医薬品の副作用リスクを判定する技術を奈良先端科学技術大学院大学と共同で開発した。

同社が開発したのは、ＡＩの一種である自然言語処理の技術を使い大量の論文データ分類し、医薬品の副作用に関する記述がどの部分にあるかを特定するシステム。同社の検証では90％の精度で服用と副作用の関係がある論文を絞り込めたという。

限られた時間で安全性に関する情報を大量に処理する必要がある製薬会社の業務効率化の需要を見込み、今後事業化に向けて検討を進めている。

○小野薬品工業　MR研修にAI活用

小野薬品工業はAIを使ったMR支援システムを導入。その医薬品情報システム「MIRAI」は、チャットボット（自動応答システム）が医薬品の安全情報や臨床試験、論文などの最新情報を提供する。質問を文章や音声で入力すると1問につき10通りの答えを示す。一度で必要な答えを見つけやすく、MRの学習につながる。上位5答の正答率は96％。医療用語のパターンをAIに学ばせ、医薬品ごとに言語ロジックを作ることで制度を高めている。

「MIRAIドクター」はAI採点学習支援システム。医師との面談を想定したロールプレイング研修をタブレット端末上で体験できる。AIは模範解答との違いを指摘するだけでなく、模範解答に近い回答も採点する。人間とAIの採点の一致率は93％に達している。

○塩野義　UMNファーマを完全子会社化

塩野義製薬は19年11月、東証マザーズ上場のUMNファーマに対してTOB（株式公開買い付け）を実施し、全株を取得。完全子会社化することを発表した。

UMNファーマはバイオ医薬品の創薬プラットフォームを持ち、感染症予防ワクチンを開発している。遺伝子組み換えによって鶏卵を使わずにインフルエンザワクチンを作る技術を持つ。塩野義とは17年に資本業務提携を結んでいた。投資額は約66億円となる見込み。

○治療用スマホアプリ、開発広がる

医療スタートアップ企業のキュア・アップが、ニコチン依存症患者向けスマホアプリの製造販売承認を厚生労働省に申請し、20年にも公的保険の対象となる見通し。

患者が入力した情報をもとに、たばこの禁断症状が出そうな時期をアプリが推測。喫煙したくなる時間に「ガムを噛みましょう」といったアドバイスなどが表示される仕組み。

こうしたアプリは開発費がかさまない一方、患者が習慣として取り組む治療として効果が得やすいことから、製薬大手も続々と参入している。

塩野義製薬は発達障害の一種、注意欠陥多動性障害（ADHD）向けアプリを米アキリ・インタラクティブ・ラブズから日本と台湾での独占開発・販売権を獲得。大塚製薬はうつ病治療アプリを開発する米クリックセラピューティクスと提携するなど、参入企業が広がっている。

○沢井製薬　がん専門のMR教育

ジェネリック大手の沢井製薬が抗がん剤の専門知識を学んだ医療情報担当者（MR）の強化に乗り出した。

がんに強いMRは安全性に関する高度な知識が求められ、複数の抗がん剤を併用する際の副作用など、的確に医師に情報を伝えなければならない。同社は社内のオンコロジースクールでMRにがんの専門知識を3年間に渡り教育を行っている。

現在は大腸がんや胃がんなど分野を絞って教えているが、将来は血液がんの領域も対象にする考え。今後は年間10人以上のMRを送り出す計画で、手薄な抗がん剤市場を掘り起こす狙い。

○スマホでセカンドオピニオン

医療スタートアップのメドレーは、19年6月、専門医によるセカンドオピニオンや医療相談をオンラインで受けられる新サービス「オンライン専門外来ネットワーク」を開始した。

利用者は自治医科大学付属病院、東北大学病院など参加機関から希望する医師を選び、アプリで予約し、時間になったらスマホのビデオ通話機能で医師に相談する。スマホで専門医に相談できるため、受診のハードルが下がり、大病院がその担い手になっているのもこのサービスの特徴の1つだ。

同社は、2年以内をめどに診療可能な疾患や、対応する医療機関をさらに広げる考え。

医療機器

○高周波診断装置で病気の早期発見へ

キヤノンメディカルシステムズは、超音波を受発信する「プローブ」と呼ばれる器具で、33メガヘルツの超高周波を扱える製品を発売するなど、超音波診断装置の領域を拡大している。

高周波のプローブは体の表面に近い患部も観察しやすくなり、低周波と比べてより細かい部分を見ることが可能となる。プローブと同時に、診断装置本体にも高速信号処理や超音波を発する振動を精密に制御する技術を搭載。両者を組み合わせることで診断精度の向上につながる。

超音波診断装置はCTなどと比べて患者への負担が小さく、より小さな腫瘍を発見できる可能性もある。同社は、超音波診断装置の技術を磨き、病気の早期発見などでの活用の広がりを見込んでいる。

○島津製作所　医療機関向けの事業開始

島津製作所は、従来の分析機器メーカーの枠を超え、がんや認知症などの疾患を対象にした診断や治療、予防までを含めた医療のプラットフォーマーへの転換を図っている。同社は分析機器メーカーとして世界最高水準の制度を持つが、このほど医療機関向けのサービス事業も開始した。

事業内容は、がん分野においては神戸大や国立がんセンターと共同で開発した解析システムを用いて、受診者から採取した血液を同社の質量分析計で分析。9割以上の確率で大腸がんを発見することが可能にした。

また、認知症分野においては02年にノーベル化学賞を受賞した田中耕一氏の質量分析技術で、血液一滴からアルツハイマー病の原因物質を測定する受託事業を始めた。

今後は、糖尿病などの生活習慣病でも、同社の分析機器を使った診断や治療などのサービス提供を確立させ、将来的には医療のプラットフォーマーとして高齢化が予想される中国などの東アジアへの事業拡大も狙う。

○使い捨て医療機器、日本初上陸

米医療機器大手のストライカーは、心臓用カテーテルの「再製造品」を20年にも日本で初めて発売する。

再製造品とは使い捨て医療機器を企業が医療機関

から回収し、分解、洗浄、滅菌などの工程を経て再び組み立てたもの。性能や安全性はオリジナル品と同等で価格が20～50％安いのが特徴だ。欧米では20年前から取り組みが始まり、医療機関の費用圧縮や廃棄物の削減にもつながっている。

厚生労働省が19年8月に医療機器として承認し、20年に保険適用される見通し。

○米ボストン　日本発の技術でアジア市場へ

米医療機器大手のボストン・サイエンティフィックが、日本発の技術をアジア市場に向けて商用化する事業に乗り出した。

異業種を含む日本のメーカーやスタートアップと医療機器やサービスを共同で開発し、同社の主力である循環器や血管向けの治療機器だけでなく、これまで手がけてこなかったがんや神経疾患などの新分野も開拓、さらに手術支援ロボットやＡＩによる画像診断などへの参入も検討している。

同社は、日本国内向けの製品のみならず、大きな成長が見込めるアジア市場向けの製品も展開する考え。

○量研機構　早期すい臓がんの発見装置開発

量子科学技術研究開発機構の研究グループは、発見が難しい難治性のすい臓がんを早期発見する診断法を開発した。

同グループは、すい臓がんなどの細胞の表面に多い「ＥＧＦＲ」と呼ばれる受容体に着目し、この受容体とくっつく抗体を可視化できる薬剤を開発。並行して従来より高い解像度で撮影できるＰＥＴ装置も独自開発し、画像診断が可能となった。これまでの方法では発見できなかった1センチ未満のすい臓がんも突き止められる。

また、開発したＰＥＴ装置は、部品の配置を工夫すれば診断だけでなく重粒子線照射治療にも使える見込みで、リアルタイムで患部を確認しながらの治療法の実現を目指す。

○北大グループ　溶液中の核酸医薬測定装置開発

北海道大学の研究グループは、核酸医薬と呼ばれるナノサイズ粒子の性質を高精度で調べる装置を開発した。

同グループが開発したのは、縦3センチ、横7センチほどのチップに、粒子を液体とともに流す流路を作り、エックス線を当てることで粒子の構造や大きさの変化を測定する装置。これまで溶液中の粒子の性質を測定するのは難しいとされていたが、この装置の開発によって溶液の中でも粒子の性質を調べることが可能となった。

今後は体内と近い条件で核粒子の性質変化を観察し、核酸医薬品の開発につなげる考え。

医薬品卸

○スズケン　治験薬流通管理システム運用開始

医薬品卸大手のスズケンは、臨床試験に使われる医薬品の生産履歴追跡システム「キュービックスCT」を2020年4月から運用開始した。

新システムは「RFID」と呼ばれるタグを医薬品に付け、温度や輸送ルートなどのデータを24時間管理。医療機関には保管庫を設置し、RFIDと一体となって厳格なセキュリティーチェックと温度管理が行われる。治験薬は最適な輸送ルートを見つけることも必要となっており、厳密な輸送条件の記録と管理は販売後の円滑な流通体制の構築にもつながる。

医薬品卸にとって単価の高い医薬品の流通を受託できるかどうかは重要な問題で、同社は有望な企業や製品候補の治験段階からの囲い込みを狙う。

外資企業

○ジーエヌアイ　日本市場参入へ

製薬企業のジーエヌアイグループは、日本市場において本格的な事業展開に乗り出した。これまでは東京に本社に置き、東証マザーズに上場しているが、米国や中国での事業が中心だったが、2020年にも日本で初めて臨床試験を始める。

治験を検討しているのは肝線維症治療薬「F351」で、米国と中国では治験を始めている。

同社は過去に福岡に研究開発センターを持っていたが、09年に閉鎖。日本市場への参入は長年の悲願でもあった。

その他

○大塚製薬　主要3ブランドをグローバル展開

大塚製薬は栄養食品などを手がけるニュートラシューティカルズ（ＮＣ）事業をてこ入れし、スポーツ飲料「ポカリスエット」、健康サプリメント「ネイチャーメイド」、健康栄養食品「ニュートリション・エ・サンテ」の主要３ブランドについて、アジアを軸としたグローバル展開を進める。

重点地域はフィリピン、タイ、ミャンマーなどで、現地の代理店などに委託していた販売権を自社販売に切り替える。

同社はこれら３ブランドの売上を現在の約２１００億円から、23年までに20％増の２５００億円まで伸ばす考え。

○クレベリン、東南アジアでも展開へ

大幸薬品は除菌消臭剤「クレベリン」で、中国や東南アジアを中心としたアジアの市場を再開拓する。

クレベリンは主成分の二酸化塩素が空間に浮遊するウイルスや臭いを除去するとして、インフルエンザの流行期を中心に支持を拡大させている。置き型の製品だけでなくスプレータイプや、持ち運べるペン型なども展開。除菌市場という新しい製品分野を作り出した。同社は、これまで一部で販売していた整腸剤「正露丸」とともに販売を拡大し、海外事業の強化を狙う。

○ツムラ　最新工場で漢方薬製造

ツムラはロボットやＡＩを導入し、漢方薬を増産している。漢方薬の製造はこれまで人手に頼らざるを得ない部分が多かったが、同社は国内市場の拡大に対応するためにＩＴを駆使したさらなる合理化を図る。

20年に稼働を予定しているツムラの茨城工場の新棟はロボットアームで製造工程の一部を自動化。労働生産性を25％向上させることに成功した。

同時に同社は、漢方薬の原料となる生薬を選別す

る作業にＡＩの導入を目指し、漢方薬製造のさらなる機械化で生産コストの抑制を図る。

○ヤンセンファーマ　医師研修用のＶＲ

米ジョンソン・エンド・ジョンソン日本法人の医薬品部門であるヤンセンファーマはＶＲ（仮想現実）を活用した研修を医師向け教材で進めている。

患者とのやり取りを疑似体験することで、同社の統合失調治療薬の注射剤の扱いや患者とのコミュニケーションスキルを取得できる。

ＶＲを希望する医師にＭＲが持参して無償で体験してもらう。診察室や医師と患者のやり取りは実写映像。医師はそれらの映像を医師目線、患者目線で体験することで、多くの気づきを得られるという。

同社がＶＲ導入を考えたのは、これまで統合失調症治療薬の処方には定まったマニュアルがなく、伝達の手段もＯＪＴ（職場内訓練）が中心で、担当する医師によって手法や内容にばらつきが出たことがあったからだという。ＶＲはよりわかりやすく効果的な手法として20年1月に導入。医師の評判は上々だという。

○新型コロナで注目浴びる遠隔医療

米テラドックなど遠隔医療を手がけるスタートアップ企業の資金調達件数は19年、過去最高を記録した。新型コロナの感染拡大で、各社はさらに注目を集めるだろう。

【米アムウェル】救急、急性期などの治療、慢性疾患の管理、健康促進など幅広いニーズに対応する遠隔医療プラットフォーム。1億5000万人以上、240以上の保険制度を対象にサービスを提供。

【米ドクター・オンデマンド】スマホやタブレット端末などの動画による遠隔診療を提供。医師と患者をつなぐほか、病院にかかる前に利用できるオンラインで問診ができ、リスク判定をしてくれる。

Chapter 8

医薬品業界の待遇と働き方

1 賃金と待遇

働き方改革関連法が施行

２０１９年4月1日から「働き方改革関連法」が順次施行されている。

その背景にあったのが長時間労働における過労死の増加だった。政府は15年に「過労死防止大綱」を策定。過労死をなくすための施策の土台となるもので、数値目標と重点対策を記した。その大綱が改定されたものが、働き方改革関連法として法制化されている。

そのポイントは次の通り。

①時間外労働の上限規制の導入【施行：２０１９年（中小企業２０２０年）4月1日～】

時間外労働の上限について、月45時間、年３６０時間を原則とし、臨時的な特別な事情がある場合でも年７２０時間、単月１００時間未満（休日労働含む）とし、複数月平均80時間（休日労働含む）を限度に設定する必要がある。

上限を超えて働かせた企業は、６カ月以下の懲役か30万円以下の罰金が科せられる。

そのなかで人手不足の確保が難しい建設業やドライバーなどは適用を5年間猶予された。加えて新技術・新商品などの研究開発は適用から除外された。医薬品開発の技術者はこれに該当する。

②年次有給休暇の確実な取得【施行：２０１９年4月1日～】

使用者は、10日以上の年次有給休暇が付与されるすべての労働者に対し、毎年最低5日、時季を指定して有給休暇を与える必要がある。

ただし、労働者が自主的に5日以上の年休をとれば、それ以上休ませる義務はない。もし最終的に年休消化が5日未満の労働者がいた場合は、1人当たり最大30万円の罰金が企業に科せられる。なお、労使協定でお盆や年末年始などを休業日と定めておき、それらの日に労働者が計画的に年休を消化する「計画年休制」を導入すれば、計画年休の日数は5日の消化義務に算入できる。

中小企業の定義

①資本金額または出資金の総額

業種	
小売業	5,000万円以下
サービス業	5,000万円以下
卸売業	1億円以下
それ以外	3億円以下

または

②常時使用する労働者数

業種	
小売業	50人以下
サービス業	100人以下
卸売業	100人以下
それ以外	300人以下

＊個人事業主や医療法人など資本金や出資金の概念がない場合は、労働者数のみで判断することになる。

③正規・非正規雇用労働者間の不合理な待遇差の禁止【施行：2020年（中小企業2021年）4月1日～】

同一企業内において、正規雇用労働者と非正規雇用労働者（パートタイム労働者、有期雇用労働者、派遣労働者）の間で、基本給や賞与などの個々の待遇ごとに不合理な待遇差が禁止される。

待遇差が違法かどうか定めた「ガイドライン」を制定し、施行と同時に適用された。

主な内容は次の通り。

○違いを認めない

・手当…通勤手当、出張旅費、食事手当、皆勤手当、作業手当、深夜休日手当、単身赴任手当

・福利厚生…食堂、休憩室、更衣室の利用、慶弔休暇、病気休職

○違いを認める

・基本給…職業経験や能力、業績や成果、勤続年

数などの差に応じて支給
・賞与…業績などへの貢献度に応じて支給する場合、貢献度の違いに応じて支給

④勤務時間インターバル制導入（努力義務）

労働者の健康や生活を守るための仕組みで、24時間につき連続11時間の休息をとるようにする。

⑤フレックスタイム制が3カ月に拡充

これまで労働時間の積算期間が1カ月単位で、法定労働時間を超えた時間の割増料金を支払う。また1カ月の間、所定労働時間に届かない場合は、欠勤扱いとなっていた。

それが法改正により、労働時間の積算期間が3カ月になる。3カ月の平均で法定労働時間になれば割増賃金の支払いはない。例えば1カ月超過した労働時間を別の月に振り替えることができるため欠勤扱いにならない。3カ月間のなかで労働時間の調整が可能となるため、子育てや介護など生活上のニーズに合わせて労働時間が決められ、より柔軟な働き方ができるようになる。

⑥高度プロフェッショナル制度の新設

高度プロフェッショナルとは残業時間や休日・深夜の割増料金など労働時間に関する保護から完全に外すことになった専門職のこと。企業は労働時間の把握義務がなくなる。政府は時間ではなく成果で評価される働き方の自由度を高める狙いという。

対象となる人は次の通り。

○年収…1075万円以上
○職業・職種…金融商品のディーリング業務、アナリスト業務（企業・市場等の高度な分析業務）、コンサルタントの業務（事業・業務の企画運営に関する高度な考案又は助言の業務）、研究開発業務、金融商品の開発など。

条件に合致する社員がいても、本人の同意と労使による委員会での決議がないと適用されない。また、本人が適用後に撤回できる仕組みも作られた。

⑦産業医・産業保健機能の強化

企業に義務付けられるのは「健康確保措置」だ。
①年104日以上、かつ4週で4日以上の休日確保
②在社時間などの「健康管理時間」を把握し、100時間を超えたら医師による面接指導を実施する。

加えて「勤務時間インターバル制度」「健康管理時間の上限設定」「2週間連続の休日」「臨時の健康診断」の4つから1つを選んで実施することができる。

医薬品業界への影響

残業を少なくし、休日を増やす。一般的な日本企業の働き方を変えながら、1人当たりの生産性向上を図るために、ここ数年製薬メーカーは大きな変革を余儀なくされた。

例えば研究職は、今回の法改正で裁量労働制は除外された。裁量労働による長時間労働と過労死の因果関係を示すデータがずさんだったため、白紙撤回されたからだ。研究職は従来、時間配分を自分で決められる裁量労働制を導入していた製薬企業が多い。出勤しない場合や、逆に休日出勤する場合は上司の許可が必要な企業もある。

高度プロフェッショナル制度には次の要件が義務付けられている。

・勤務時間のインターバル
・健康管理時間の上限の設置
・1年に一度以上、2週間連続の休日取得
・臨時の健康診断

対象者は成果を求められるため、長時間労働や過度なプレッシャーを抱えてしまう可能性もある。適切な勤怠管理により長時間労働を防止する、臨時の健康診断を受診しやすくする、メンタルな問題を抱えていないか確認するなど、対象者の健康管理の方法やフローを制定しなければならない。

◯協和発酵キリン…本社で働く社員は入社3年目以上で週2日、全事業所の係長級以上で週4日まで在宅勤務ができる。

◯味の素…長時間労働是正の取り組みは多岐にわたる。1日当たりの所定労働時間を7時間15分。また、「どこでもオフィス」の導入を図る。これは在宅勤務やサテライトオフィスなど社外でも仕事ができるシステムを導入。会議改革では資料のペーパーレス化、定例会議もこれまでの月1回から3カ月に1度に減らすなどして仕事の効率化を図ることで生産性をアップしていく。

○中外製薬…同社の働き方改革は、在宅勤務の幅を広げたことにある。従来は育児や介護期の社員を対象に週1回を限度で在宅勤務できたが、その範囲を定期通院や生産性向上に利用する一般社員にも拡大した。取得するには従来の人事部長ではなく、担当部長の承認で済む。回数の上限も月5回に増やしたほか、15分単位の在宅勤務も可能にした。これにより時差のある海外との打ち合わせは、自宅で電話会議に切り替えたりすることで、深夜残業の削減効果も出ている。就業はパソコン端末の起動などで確認、終了時には仕事内容と成果をメールで上司に報告する。

○ファイザー…全国の営業所、本社の消灯時間を午後9時30分として時間外労働の削減を強化。これにより社員の平均残業時間が大幅に削減した。ゆとりの日（有給休暇取得促進日）の設定やリフレッシュ休暇カレンダーを配布し、計画的休暇取得を促している。

○MSD…全社員を対象に、理由を問わず日数制限なしで使える在宅勤務制度を導入。16年4月には、テレワークの先進的企業として総務省「テレワーク先駆者百選」に認定された。

9割以上の社員が1日の始業・終業時刻や途中の休憩時間を自分の裁量で柔軟に決められる働き方を行っている。働く時間の長短ではなく、ビジネスへの貢献度を重視した評価を行っているため、勤務時間に縛られることなく、自分に合った働き方、パフォーマンスの出し方を自分自身でデザインすることが可能。

定年延長での働き方

高年齢者雇用安定法が13年に施行。25年度には企業は、希望する人を65歳まで雇用する義務が生まれる。人手不足から人材難が顕著になり、政府はさらに定年延長に対する考えを提示した。20年2月4日に政府は、〝70歳までの就業機会確保を企業の努力義務〟とする、高年齢者雇用安定法などの改正案を閣議決定した。国会で議決されると21年4月に適用する見込みとなる。

この決定は定年後の継続雇用だけではなく、フリーランスや起業して働く場合にも、業務委託として契約することを企業に求める内容になっている。
○中外製薬…シニア活用の人事制度とキャリア研修を拡充した。社員は55歳になると、55歳での早期退職か、60歳で定年退職するか、65歳まで定年延長してシニア社員として働くか。この3つの選択肢から進路を選ぶ。54歳の時点で希望すれば「キャリアデザイン研修」を受けることができる。シニア社員になることを選ぶと、いったん55歳の年末に退社し、翌年の1月からシニア社員として再雇用されることになる。60歳になったときには、連続5日の有給休暇とともに、5万円の報奨金を支給される。基本給は下がるが、高い知識を持つ社員への手当ては継続される。
○テルモ…①原則として定年前までの職場で再雇用②定年までに役職定年や昇格の制限なし③定年後は原則1年ごとの契約社員で雇用④勤務状況などを考慮し、最長65歳まで⑤給与水準は定年前の3分の1程度⑥成績優秀者は給与とは別に10～100万円の報酬を支給。
○イーライリリー日本法人…退職時に再雇用登録制度がある。育児・介護などを理由に一時退職する場合、登録しておくと新規募集時に優先される。

賃金制度

医薬品業界は、ほかの製造業に比べると初任給・賃金はおおむね高水準にある。平均すると22～24万円の企業が多い。

90年代半ば、バブル経済が弾けて以降、日本独自の「終身雇用」「年功序列賃金」体制が崩れ、代わって個人の仕事の成果に応じて賃金が変わる「成果主義型賃金」が導入されてきた。

現在、成果主義制度を導入している企業が多い。ただ、その労働者への評価が適正に行われているかについては、半数以上が「困難」といわれている。制度として定着しているものの、明確な評価基準が未整備な企業も多いということだろう。

近年、注目されているのが「職種別賃金」制度である。事務・営業・製造・研究開発など仕事の内容に応じて、賃金水準や個別の評価基準を設けて、賃金格差をつける。企業が強化を目指す部門では、人材確保を目的にしている。医薬など人材の引き抜きが激しい業界では、導入を検討している企業が増加傾向にある。

企業型確定拠出年金（DC）制度の概要

企業が運用して将来の年金を保障する厚生年金基金や適格退職年金などの企業年金が曲がり角を迎えて久しい。バブル崩壊後の資産運用悪化で、既存の企業年金の多くは予定利回りの達成ができず、年金を廃止する企業が相次いだ。

そうした背景で01年、誕生したのが確定拠出年金である。この年金は「企業型」と個人が対象の「個人型」がある。

企業型は、確定拠出年金を導入している企業の従業員が対象で、実施事業者数、加入者数とも年々増加している。

掛け金は規約に基づき企業が従業員のために拠出する（規約に定めがある場合、従業員が事業主掛け金に上乗せして拠出することができる）。運用するのは会社ではなく、本人の責任で行う。年金の資産が減るようなことがあっても、だれも補填してくれない。自己責任の運用なので、企業の負担や責任は軽い。

加入が拡大する個人型「iDeCo」（イデコ）

確定拠出年金制度は17年に改正された。最大の改正点は個人型の加入資格の範囲が拡大されたことだ。従来は自営業者（国民年金保険第1号被保険者）と、企業年金（確定拠出・給付）が実施されていない会社の会社員に加入資格があったが、今回から専業主婦や、企業年金を導入している会社の会社員、公務員などにも門戸が開かれた。

つまり、20歳以上60歳未満の国民年金保険加入者なら、ほとんどすべての人が利用できるようになった。

加入メリットは税制上の優遇だ。まず積立時に掛

確定拠出年金制度（個人型IDeCo）のイメージ図

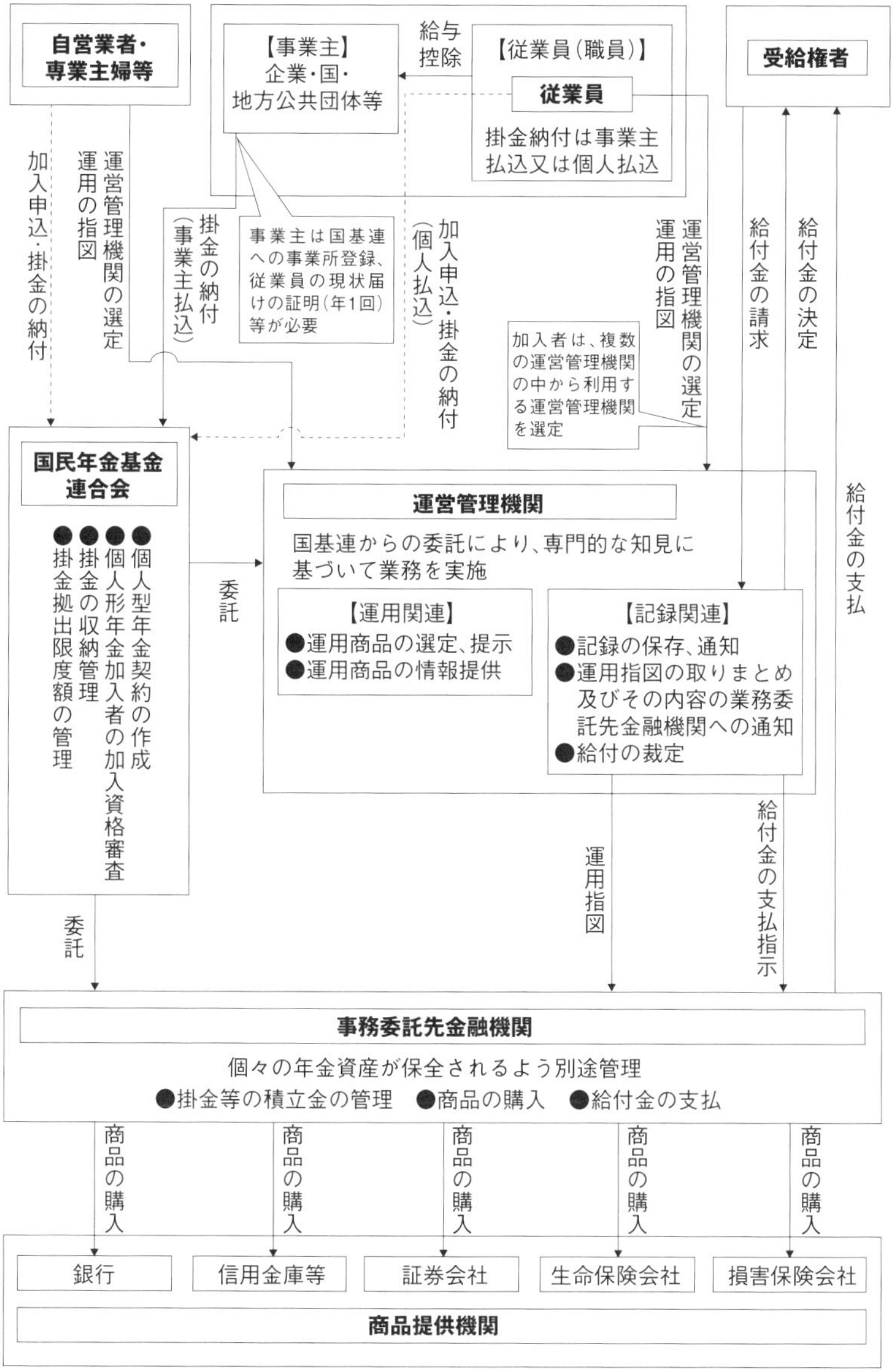

自営業者・専業主婦等

【事業主】企業・国・地方公共団体等

給与控除

【従業員（職員）】

従業員

掛金納付は事業主払込又は個人払込

受給権者

加入申込・掛金の納付

運営管理機関の選定 運用の指図

掛金の納付（事業主払込）

事業主は国基連への事業所登録、従業員の現状届けの証明（年1回）等が必要

加入申込・掛金の納付（個人払込）

運営管理機関の選定 運用の指図

加入者は、複数の運営管理機関の中から利用する運営管理機関を選定

給付金の請求

給付金の決定

国民年金基金連合会

- ●個人型年金契約の作成
- ●個人形年金加入者の加入資格審査
- ●掛金の収納管理
- ●掛金拠出限度額の管理

委託

運営管理機関

国基連からの委託により、専門的な知見に基づいて業務を実施

【運用関連】
- ●運用商品の選定、提示
- ●運用商品の情報提供

【記録関連】
- ●記録の保存、通知
- ●運用指図の取りまとめ及びその内容の業務委託先金融機関への通知
- ●給付の裁定

給付金の支払

委託

運用指図

給付金の支払指示

事務委託先金融機関

個々の年金資産が保全されるよう別途管理

●掛金等の積立金の管理 ●商品の購入 ●給付金の支払

商品の購入 商品の購入 商品の購入 商品の購入 商品の購入

銀行 信用金庫等 証券会社 生命保険会社 損害保険会社

商品提供機関

け金の全額が課税所得から控除される。節税効果は所得や扶養家族の人数などで変わる。

ただ注意すべき点も少なくない。運用する商品や成果次第で投資した金額より受け取り額が減る元本割れのリスクがある。積み立ての上限や下限額は決められているが、金融商品や1000円単位で変えられる積立額は自分で選ぶ必要がある。

一定の手数料はかかるが、若い世代が特に注意すべき点は急にまとまった資金が必要になっても60歳まで引き出せないことだ。

発明の特許権利は企業のもの

職務発明制度の見直しが行われ、15年に特許法等の一部を改正する法案が交付された。

社員が職務としてなし遂げた発明について、それまでは特許を取る権利は「社員のもの」だったが、「企業のもの」に改められた。その際に発明に対する報いとして、労使で合意した規定に基づく「経済上の利益」を、社員に与えることを義務付ける。その利益には金銭以外に昇進や昇給、留学、研究環境の充実など幅広く認められる。ただ、優秀な研究者を確保するため、企業が契約で特許の権利を「社員のもの」とすることも認める。

また、中小企業に対しては、職務発明規程を定めていない会社が多いので、特許を受ける権利は従前通り、「社員のもの」となる。社員が特許を出願できなかったり、報奨を受けられなかったりして訴訟などのトラブルにつながる恐れがあるからだ。

この法改正で企業は「発明の対価」をめぐる訴訟リスクを減らせる。一方、社員の発明への意欲をそがないよう企業は特許庁の指針に沿って社員に対価を支払うことになったが、企業が勤務規則で定めた報奨金を支払いさえすれば、発明者がそれを越えた請求を行うことができなくなる可能性がある。

新薬など研究開発の成果が企業の命運を握るとまでいわれる医薬品業界。有力研究者の確保が至上命題なだけに報奨金制度の充実は必須条件だ。

2 ワークライフ・バランス

育児支援

技術派遣のＶＳＮが、出産を経て復職経験のある10～40代の女性を対象に行った調査によると、産休や育休の制度は多くの企業で整っているが、復職後に働きづらくなり転職してしまう女性が多いという。育休復帰後に転職した理由として「働きづらくなった」という回答が29・4％ともっとも多かった。次いで「仕事と育児の両立ができなくなった」が28・2％、「休職前のような働き方ができなくなった」が22・1％となった。

また、復職後、「労働環境や労働条件に関して希望通り働けている」と考えている女性は62・3％だった。この結果から職場復帰後に子どもがいる生活に合わせた働き方ができずに転職してしまうケースが多いことがわかる。なかなか思うように働けない現実がある。

一方、男性の育休取得率は18年、６・16％。この数字でも過去最高である。

そこで、労働環境の整備を法的に支える改正育児・介護休業法が成立し、17年１月１日に施行になった。そのポイントを紹介する。

■仕事と介護の両立を可能とするための制度の整備

・対象家族１人につき、３回を上限として通算93日まで、介護休業を分割取得することができる。

・介護休暇の半日単位の取得を可能とする。

・介護のための所定労働時間短縮等を介護休業とは別に、利用開始から3年の間で2回以上の利用を可能とする。

・所定外労働の免除を介護修了までの期間について請求することができる権利として新設。
・有期契約労働者の介護休業取得要件の緩和。

■多様な家族形態・雇用形態に対応した育児期の両立支援制度等の整備

・子の看護休暇の半日単位の取得を可能とする。
・有期契約労働者の育児休業の取得要件は次の通り。
①当該事業主に引き続き雇用された期間が過去1年以上あること。
②子が1歳6カ月に達する日までの間に労働契約が満了し、かつ契約の更新がないことが明らかでない者とし取得要件を緩和するなど。

■妊娠・出産・育児休業・介護休業しながら継続就業しようとする男女労働者の就業環境の整備

・妊娠・出産・育児休業・介護休業等を理由とする、上司・同僚による就業環境を害する行為を防止するため、雇用管理上必要な措置を事業主に義務付ける。

取得率をアップさせるために雇用保険等の一部改正法が成立した。雇用保険の就職促進給付の拡充が17年1月に施行になった。失業等給付の受給者が早期に再就職した場合に支給される再就職手当ての給付率を引き上げるもので、支給日数を3分の1以上を残した場合、残日数の50％を60％に、3分の2以上を残した場合は残日数の60％を70％にする。

また、求職活動支援費として、求職活動に伴う費用（面接のための子の一時預かり費用など）について新たに給付の対象とする。

次世代育成支援制度

政府は次代の社会を担う子どもが健やかに生まれ、育成される環境を整備するために「次世代育成支援対策推進法」を策定、05年に施行した。この法律は14年までの時限立法であったが、法改正により法律の有効期限が25年3月31日まで延長された。

・企業が取り組むこと

企業は労働者の仕事と子育てに関する「一般事業主行動計画」を策定することになった。企業は行動計画を策定し、各労働局に届け出の義務の対象範囲は、常時雇用する労働者が１０１人以上の企業とする。

また、企業はその行動計画を従業員に公表し、周知徹底させる義務が盛り込まれた。行動計画に定めた目標を達成したなど一定の基準を満たした企業は、申請することにより厚生労働大臣の認定（くるみん認定）を受けることができる。さらに、認定を受けた企業は、より高い水準の取り組みを行い、認定されると特例認定（プラチナくるみん認定）を受けることができる。

17年には、くるみん認定・プラチナくるみん認定の認定基準が改正された。子育てサポート企業を多方面から評価する制度となった。

主な改正点は次の通り。

・労働時間の基準を追加

法定時間外労働時間等の実績に係る基準が新しくなった。①フルタイムの労働者等の法定時間外・法定休日・労働時間の平均が各月45時間未満 ②月平均の法定時間外労働60時間以上の労働者ゼロ。この2つを満たす必要がある。

・男性育休取得率はより高い目標へ

男性育休取得率の認定基準が、「1人以上」から「7％以上」とより高い基準となった。

・育休以外の男性の育児も評価

男性の育休取得率にかえて、育児目的休暇取得等でも認定基準を満たすことができるようになった。くるみん認定については、「企業が講ずる育児を目的とした休暇制度の取得率15％以上かつ育児休業取得者1人以上」の場合も基準を満たすことができる。

・プラチナくるみんの公表事項を追加

公表事項に、労働時間数の実績が追加された。プラチナくるみんについては①フルタイムの労働者等の法定時間外・法定休日・労働時間の各月の平均時間②月平均の法定時間外労働60時間以上の労働者の数が、公表事項に追加される。

認定・特例認定を受けた企業は、子育てサポート企業としてそれぞれの認定マークを、商品・広告・求人広告などに付け、子育てサポート企業であることをPRすることができる。

改定されたプラチナくるみんの認定基準をクリアした製薬会社は、アステラス製薬、ノバルティスファーマ、中外製薬、協和発酵キリン、旭化成グループ、第一三共、小野薬品工業、田辺三菱製薬などだ。

◯アステラス製薬…（多様な労働時間）フレックスタイム制、事業場外みなし労働制度、裁量労働制度など導入。19年末では83％以上の社員が働き方の裁量権が与えられている。（育児支援）３歳までの育児休暇、男性は必要に応じ5日以内の育児休暇が取得でき、出産日前2週間、出産日8週間以内で分割取得可能。（育児支援補助）やむを得ない事情で一時的に託児所・保育園、またはシッターを利用した場合（延長保育可）、上限３０００円／日（上限９万円／年）を補助。

◯ノバルティスファーマ…「ワーキングペアレンツネットワーク」活動開始（16年11月）。テレワーク制度で固定勤務制（9：00-17：45）を廃止し、フレックスタイムを導入。病気休暇の取得条件の柔軟化し、本人以外に子どもの健康診断、予防接種にも使用できるように変更。パーソナル・デーの導入。有給休暇20日とは別に、事由を問わず取得できる年5日の特別休暇を導入予定。

◯味の素…（育児）産前産後休暇・有休化、育児休職最大2年・一部有休、ベビーシッター補助、配偶者出産・特休5日、育児短時間・小学4年、再雇用制度、復職支援（介護）介護休暇10日、介護休職1年、介護短時間制限なし（働き方）働き方改革（在宅勤務、コアなしフレックスタイム、時間単位有給休暇導入）。

◯旭化成グループ…育児・介護制度の充実①育児休業は３歳到達後最初の4月1日まで取得可能。子が1歳未満の場合、最初の5日間は有給、分割して取得可能②育児短時間勤務は1日2時間を限度に小学校3年生まで取得可能、フレックス勤務との併用が可能③介護休業は要介護者1人、同一疾病につき２４５日（休日を含まず）まで取得可能、介護短時間勤務は1日2時間を限度に要介護者1人、同一疾病につき２４５日（休日を含まず）まで取得可能。ただし、日数は介護休業と合算④介護支援勤務制度。フレックス勤務で、コ

くるみんマークとプラチナくるみんマーク

2019年認定
くるみん
子育てサポートしています

プラチナくるみん
子育てサポートしています

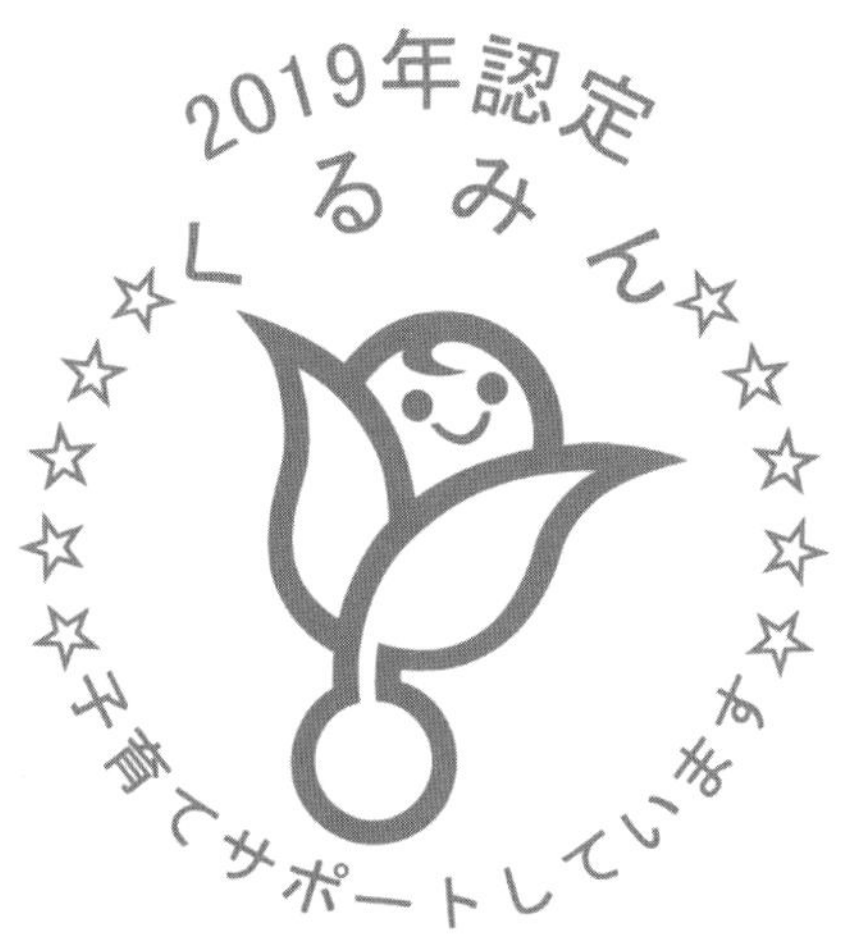

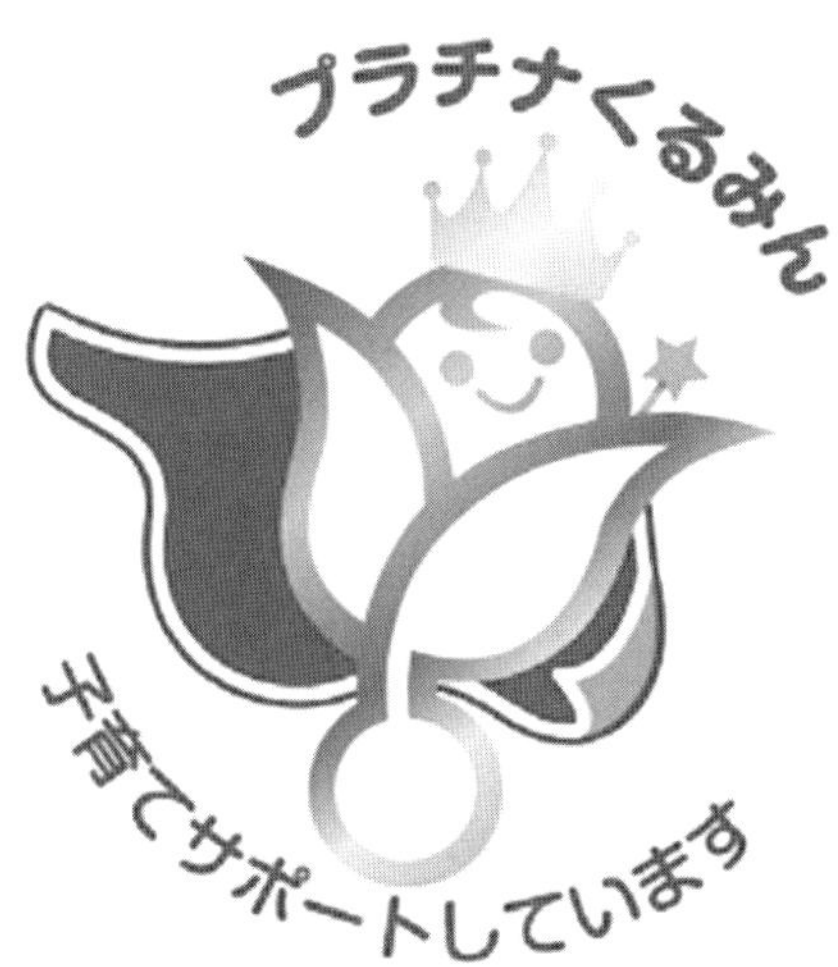

アタイムを短縮した勤務が可能。1カ月間を通算して、所定総労働時間勤務することを前提とする。期間の定めはなし。（育児・介護制度の利用促進施策）①男性育児休業取得を積極的に呼びかけ、本人・上司への文書での取得促進、管理者研修での啓発、Ｗｅｂでの啓蒙、育児休業取得キャンペーン等。

○グラクソ・スミスクライン…営業職の女性は産前12週の休暇が取得できるほか、休職期間を最長で満2歳の誕生月の末日まで延長することが可能。

○シミック…子どもが小学校卒業まで月8時間を上限に1時間単位で有給休暇を取得できる。

○ライオン…育児休業のはじめの2週間分が有給。これにより女性社員は１００％、男性取得者も増えている。

○ジョンソン・エンド・ジョンソン…「チャイルドケア支援金」と呼ばれる育児支援は、1カ月以上の育児休業を取得した社員を対象に、年間30万円までの補助金が最大7年間支給される制度。

各社のワークライフ・マネジメント

製薬メーカー各社は、独自の働き改革や福利厚生の施策を行っている。

○中外製薬…育児中の社員が営業用の社用車を使って、子どもを保育園に送迎できるようにした。対象は小学校入学前の6歳未満の子を持ち、業務でリース車両を使うMRなど。子どもを乗せていいのは自宅と保育園の間に限定している。毎年3月末に利用資格を更新し、使う場合はチャイルドシートの設置を義務付ける。制度の運用開始からこれまで約100人が利用しているという。このうち56%を男性社員が占めた。時間の有効活用ができると社員の評判もよいようだ。

○テルモ…がんにかかっても治療と仕事を両立させるために、「無給休暇」を導入した（欠勤とはならないため、翌年の有給休暇を取得する資格はある）。具体的には失効した有給休暇を1日単位で利用できる。無給休暇は必要なだけ付与する（30日超の連続取得は不可）。最大2時間の短時間勤務ができる。出勤や退勤を最大2時間繰り上げ・繰り下げできるという内容だ。運用面については、利用者の声を聞きながら今後も柔軟に対応していく。

○富士フイルム…他社では導入される例が少ない不妊治療支援を導入、治療に伴うストック休暇を利用できる。また、1年間を限度とする休職も可能だ。

○協和発酵キリン…MR向けの「結婚・出産時同居支援制度」は、結婚や出産の時期に、配偶者の勤務先に合わせてMRの社員が勤務地を選べるようにした。

○第一三共…骨髄移植ドナー休暇がある。骨髄バンクへの登録、検査、提供 時の入院、事後健診と、それぞれの過程で必要な日数が付与される。取得者数は2015年度では3名、2016年度では1名であった。

ボランティア休暇

企業のCSR（企業の社会的責任）の1つとしていまや、定着しているボランティア休暇制度。社員の意識を変革、企業の活性化を図ろうという狙いもある。製薬メーカーでも多くがこの制度を導入している。

◯アステラス製薬…社会福祉、自然環境保護、災害援助、国際協力活動などの活動のための技術・知識取得などを支援するため、年間5日を限度に休暇を取得できる。また、ボランティア休業制度は、長期のボランティア活動を支援する制度で、最長3年までの休業が認められる。また、社会貢献活動の一環として、骨髄ドナー特別休暇制度がある。社員の骨髄提供者としての自発的意思を尊重し支援、骨髄登録や骨髄提供を行う際に必要な期間を休暇としている。

◯小野薬品工業…社員のボランティア活動を支援するために年間5日間を上限に特別有給休暇を付与。

◯オムロン…就業時間内に会社が「時間」を支援しボランティア活動の体験機会を提供、社員の自発的な社会貢献活動の支援を行っている。

◯武田薬品工業…災害でのボランティア活動を主な目的に11年から環境整備を行った。

◯田辺三菱製薬…年6日のボランティア休暇を有給で付与。西日本豪雨では最大2万円の交通費も支給。

◯中外製薬…東京2020大会の大会及び都市ボランティア参加者に対して休暇付与する。従業員がボランティアに参加しやすいような環境作りとして、ボランティア休暇制度の整備を図った。東京2020大会においては、大会ボランティア、都市ボランティアへの参加時の休暇特別付与を行うことを決定。従業員の意欲的なボランティア参加を後押ししている

◯第一三共…社員の社会貢献活動を支援する目的で導入し、最大で年間5日が取得可能である。また、国際協力事業団によるボランティア派遣に対して、最長3年間の休職が可能となるボランティア休職の制度も設けている。

3 健康管理

特定健診・特定保健指導

企業が社員の健康管理を細かく徹底して行うことが義務付けられているのが特定健診・特定保健指導である。生活習慣病の早期発見と早期治療が目的である。

特定健診・特定保健指導の対象は、40歳以上75歳未満の被保険者及びその扶養者までと広い。検診をさぼって受けないと、あとあとは自分や会社に跳ね返ってくる、医療保険者（会社員は健康保険組合）が定めた目標の達成率に応じて、支援金が加算されたり、減算されたりする。検診を受けないと支援金増額となり、その結果、会社と自分の保険料が高くなるという影響が出てくる。

検査結果は医療保険者を通じて本人に通知される。「要再検査」の場合、本人がその意識がなくても無視して終わりにはならない。かつて結果責任は本人任せだった会社でも、指定期日に保健指導を受けないと保険者にも連絡がいき、翌年の保健指導を受けさせる対象者の最上位にランクされてしまう。

経済産業省と厚生労働省は、企業による社員の健康管理情報の開示を進める制度作りを行っている。社員の健康増進の効果を年次報告書やＣＳＲについての報告書に掲載し、一般投資家がいつでも見られるようにするなどだ。

予防医療面からも企業の社会的信頼がはかられることになるのだ。当然、医薬品業界はこの動きを無視はできない。

○エーザイ…20年から、がんを治療する社員を対象に「復職支援プログラム」と呼ぶ制度を始める。休職後や復職時のサポートを充実させ、闘病しながら就労できる環境を整備することで社員のがん離職を防ぐ。抗がん剤を開発する企業の社会的責任として、支援の強化に取り組む。

「禁煙推進企業コンソーシアム」を設立

人生100年時代を見据えて世の中の健康寿命の延伸に貢献することを目指し、具体的には喫煙ゼロを達成することを掲げて設立されたのが「禁煙推進企業コンソーシアム」だ。

参加企業は21社だが、そのうち製薬会社はオムロン・ヘルスケア、協和発酵キリン、佐藤製薬、ジョンソン・エンド・ジョンソン日本法人グループ、ファイザー、龍角散、ロート製薬と7社。東京都医師会や日本対がん協会と連携をとりながら、社内の喫煙率を下げる活動を推進する。

まず目標とするのは22年度までに喫煙率12％。参加各社は具体的な施策を共有しながら、実効性を高める活動を行っている。

◯ロート製薬：07年、事業所内喫煙所の廃止及び事業場内前面禁煙。18年から新卒採用時のみに行っていた喫煙習慣及び卒煙意向の確認を全社員に実施。同時に、卒煙意向者のうちエントリーした従業員が3カ月にわたって卒煙に取り組む。参加者以外の従業員は「卒煙サポーター」として参加者を励ましながら卒煙完走を目指す、という取り組みだ。これまで参加した20人すべてが卒煙に成功した。また、19年1月からは「健康社内通貨ARUCO」を導入。健康的な生活習慣実施状況に応じてコインが獲得でき、貯まったコインは食事や特別休暇などに利用できる。これらの取り組みによって19年4月現在の喫煙率は7・7％となっている。

ストレスチェック

業務上のことで適応障害などの精神障害を発症したり、時には自殺へと追い込まれるケースが増加している。会社でメンタルヘルスの保持を図ることが重要なテーマとなっていることから、15年12月、「労働安全衛生法の一部を改正する法律」が施行となった。

これにより従業員50人以上のすべての企業は、1年に1回「ストレスチェック」が義務付けられるようになった。

ストレスチェック制度の実施手順

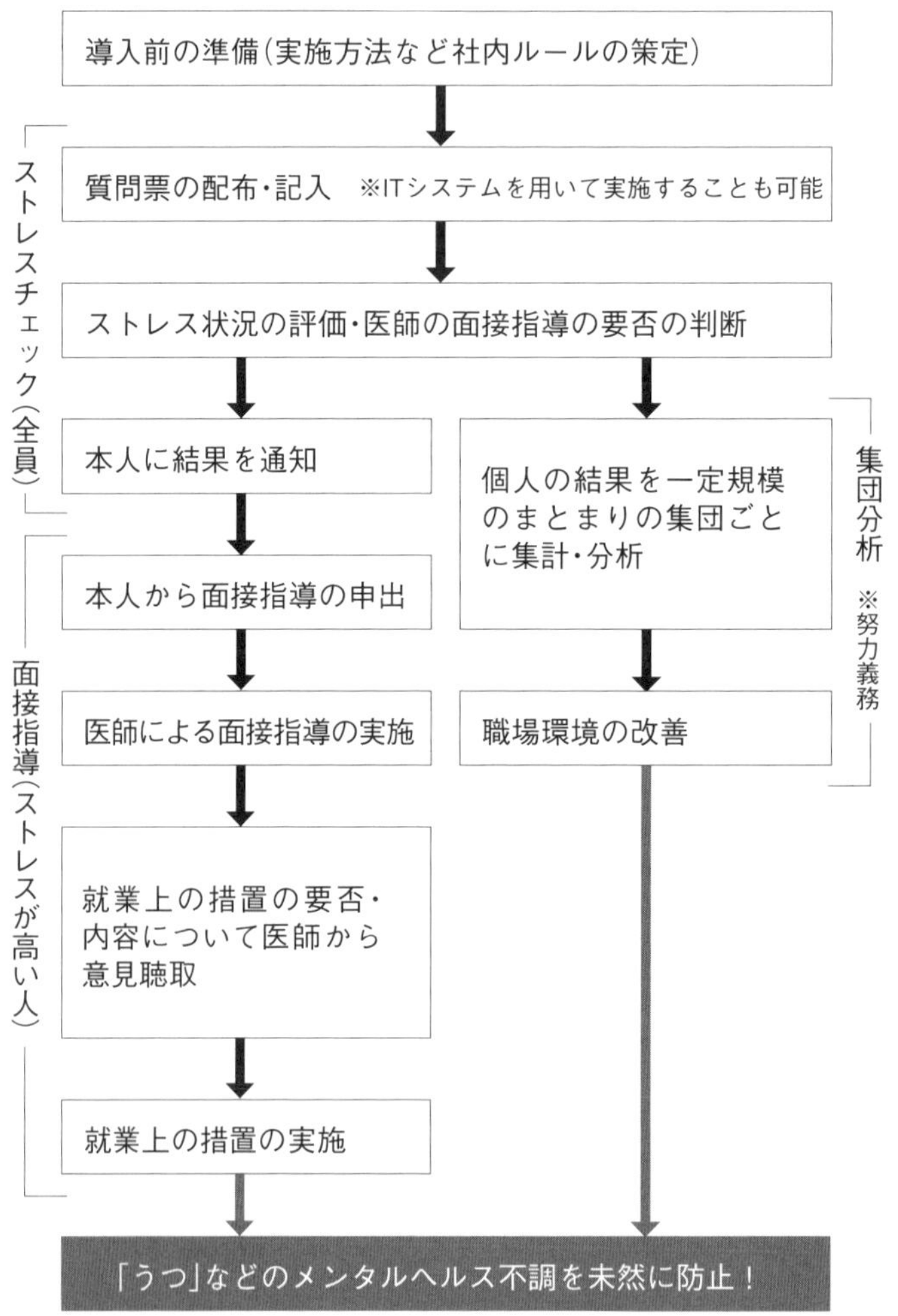

導入前の準備(実施方法など社内ルールの策定)
↓
【ストレスチェック(全員)】
質問票の配布・記入　※ITシステムを用いて実施することも可能
↓
ストレス状況の評価・医師の面接指導の要否の判断
↓
本人に結果を通知

【面接指導(ストレスが高い人)】
↓
本人から面接指導の申出
↓
医師による面接指導の実施
↓
就業上の措置の要否・内容について医師から意見聴取
↓
就業上の措置の実施
↓
「うつ」などのメンタルヘルス不調を未然に防止！

【集団分析　※努力義務】
(ストレス状況の評価・医師の面接指導の要否の判断から)
↓
個人の結果を一定規模のまとまりの集団ごとに集計・分析
↓
職場環境の改善
↓
「うつ」などのメンタルヘルス不調を未然に防止！

ストレスチェックと面接指導の実施状況は、毎年、労働基準監督署に所定の様式で報告する必要があります。

4 女性社員の登用

医薬品業界の女性役職者

女性管理職の割合に数値目標を義務付ける「女性活躍推進法」が10年間の時限立法で16年4月に施行された。従業員301人以上の企業と国や自治体、地方公共団体は16年4月1日までに、数値目標を盛り込んだ行動計画を策定し、公表しなければならない。300人以下の場合は努力義務を課した。

安倍政権は女性の積極的登用を成長戦略の重点として掲げ、日本の女性管理職の割合を20年までに30%に掲げていたが、18年度データによると、課長級以上の女性の割合は10・9%にとどまり、目標に遠く及ばないのが現状だ。ちなみに欧米諸国で女性管理職の割合は約40%が一般的であり、マレーシアは20・4%、フィリピンの48・9%といったアジア諸国にも大きく水をあけられている。

この法律の成立には、日本の職場における男女の格差が大きいことが背景にある。経済分野におけるジェンダー・ギャップ指数は、18年時点で149カ国中110位と非常に低い。前述したように特に女性管理職の割合は国際的にかなり低い水準にある。

では、医薬品業界ではどうだろうか。厚生労働省の「女性活躍企業推進データベース」に登録されている医薬品に分類されている企業は83社（18年3月現在）。

○日本イーライリリー…唯一女性管理職20%台に乗せている。

○大塚製薬…チームで顧客やエリアの情報を共有し、働く時間に制約のある社員がいてもお互いフォ

係長級に占める女性労働者の割合	管理職に占める女性労働者の割合	役員に占める女性の割合	データ集計時点
	9.2%(187人)	9.7%(3人)	19.12
	21.9%(112人)	12.9%(5人)	18.1
25%(300人)	9.5%(167人)	10.6%(5人)	18.12
11.2%(81人)	4%(54人)	8.3%(1人)	19.3
			20.3
50%(7人)	8.9%(101人)	3.2%(1人)	18.12
	3.10%		19.10月
17.7%(173人)	18.1%(145人)	15.4(2人)	18.11
22.3%(55人)	7.3%(26人)	10%(2人)	19.7
14.3%(19人)	6%(15人)	8.7%(2人)	19.3
18%(52人)	8%(41人)	10%(2人)	19.3
24.4%(39人)	5.3%(21人)		18.3
29.1%(315人)	14.4(167人)		19.6
20.7%(417人)	9.9%(149人)	30%(6人)	19.3
16.4%(415人)	8.5%(61人)	8.3%(1人)	19.6
23.1%(520人)	5.9%(131人)	5.4%(2人)	19.3
	8.4%(33人)	9.5%(2人)	19.3
21.3%(177人)	13.3%(210人)	6%(2人)	18.12
	5.5%(43人)		19.3
17.8%(74人)	6.8%(74人)	0%	19.7
20.2%(57人)	10.9%(35人)	0%	19.4
	11.5%(27人)	7.6%(1人)	19.3
			18.12
	7.8%(25人)	7.1%(1人)	19.3
	14.50%	40%	19.12
		36%(5人)	18.9
	12%(9人)		18
	11%		19.4

女性活躍推進データベースより構成

ローできる体制作りを進めた結果、管理職に占める女性比率は7・7%、役員に占める女性比率は上場企業平均を上回る13・0%となった。同社は

今後も国籍や人種、年齢、性別を超えた社員の活躍を推進することを掲げている。

製薬メーカーの管理職に占める女性の割合

社名	女性労働者の割合	男女別の 育児休業取得率
アステラス製薬	正社員22.8%	男0.5%、女100%
エーザイ	正社員22.6%	
大塚製薬	正23.6%非正30.9%	男25.8%、女97%
小野薬品工業		
キッセイ薬品工業		男31%、女100%
協和キリン	経営7.7%総合29%	
	契約55.6%	
杏林製薬	正21.4%	女100%
グラクソ・スミスクライン		
小林製薬	正25.7%	男7.4%、女100%
沢井製薬		
塩野義製薬		
ゼリア新薬工業		
大正製薬グループ		
武田薬品工業	組合員37.5%	男77.7%、女100%
田辺三菱製薬	正25.3%	男性20%、女100%
第一三共	正19.6%	
大日本住友	総合19.6%、一般41.9%	
中外製薬	正27.2%	男57.7%、女100%
ツムラ		
帝人ファーマ	総合20.8%、一般53.4%	男総合17%、女100%
東和薬品工業	33.20%	
日医工	35.90%	
日本ベーリンガー・インゲルハイム	正20%	
日本新薬	28.10%	
ファイザー	正24.4%	正58.1%、女100%
ブリストル・マイヤーズ		
メルク		
持田製薬		総合男21.3、同100%

5 研修制度

グローバル人材の育成

医薬品業界では、会社を支えるものの第一に人材を掲げている企業が多い。したがって、教育・研修は入社してからずっと続くことになる。

とりわけ世界と勝負していかねば生き残っていけない時代になっている。国境を越えた再編が進むなかで、グローバル人材の育成は急務だ。

企業が留学制度を実施するのは特別な資格をとる場合か、研究職などをスタッフとして派遣するかのどちらかが多い。特に近年ではＭＢＡ（経営学修士）を取得するために選ばれた社員を送り込んでいるようだ。留学先はアメリカが圧倒的に多い。ＭＢＡでなくとも、アメリカに支社や現地法人のある企業なら、海外研修のかたちで研究所や工場などに研修に赴くことができる。

長期留学で専門家を育成する動きもある。例えば味の素は、30歳代の特許部員を2年間の予定でアメリカの大学の法律関係学科に派遣した。国際的な特許紛争に巻き込まれた場合に備えるためである。

◯アステラス製薬…アジアの新興国に社員を派遣する研修を16年度から始めた。海外ＮＰＯの活動を紹介しているＮＰＯ法人クロスフィールズが橋渡しし、20～30代の社員を東南アジアに派遣。派遣前研修を1カ月受けたのちに、現地で社会貢献事業に携わる。その活動は「自分の力で事業を切り開く」ぶっつけ本番。例えばインドネシアのジャカルタ郊外に派遣された社員は薬局作りが任された。決まっていたのは薬局開設の場所だけ。プロジェクトの骨子やコスト計算、市場調査、管理者選定などすべてゼロからスタートとし、3カ月後には事業計画を作成するまでになったという。現地の人との意思疎通からプロジェクトのマネジメントまで文字通り、自分のすべてをかけて取り組まないと遂行ではない。

同社の人事部の狙いは「ものごとを多角的にとらえる視野を身につけ、製薬メーカーの使命である社会貢献活動を改めて考える機会」と位置付けている。ベトナム、カンボジアにも派遣されている。

○武田薬品工業…日本人社員をグローバル人材に育てるための研修を拡充する。国内の管理職層が経営的な視点や英語力を強化できることを狙ったコース「拓（ヒラク）と、入社10年程度の社員向けの「挑（イドム）」など、既存の教育体系との相乗効果も見込む。

従来、高い潜在力を持つと判断された若手を5年間かけて育成する枠組み「アクセラレーター・プログラム」を世界で展開してきた。これとは別に、日本勤務者向けの挑や拓を設ける。挑を終了した人材がアクセラレーター・プログラムに進む例はあり得るが、同プログラムの参加者は世界で年間30～40人に限られるため、門戸が狭い。拓を新設することで日本人の成長機会を増やす。

拓は管理職の「主席部員」以上を対象に、約10カ月間実施する。挑は期間が約半年で、基本的に管理職一歩手前の「課長代理」級向けだが、役職のない若手が参加する事例もある。いずれのコースも参加者は30人程度とし、グローバル経営に必要な視点や、英語で適時に発言できる能力などを身につけさせる。拓を終了した人材には、市場が比較的小さい国の責任者を任せるといった流れを想定している。

○テルモ…海外赴任先でのコミュニケーション能力を高める研修は、外国人の人材開発副室長の担当だ。全国の工場などを回って、外国人から見た異文化コミュニケーションを中心に、海外勤務の心構えと対応、現地社員の評価方法や業務の範囲の決め方などを研修する。

医薬品業界大研究[最新]

初版 1刷発行●2020年 7 月 30日

編　者

医薬品業界研究会

発行者

薗部 良徳

発行所

㈱産学社

〒101-0061 東京都千代田区神田三崎町2-20-7 水道橋西口会館
Tel.03（6272）9313　Fax.03（3515）3660
http://sangakusha.jp/

印刷所

㈱ティーケー出版印刷

©Sangakusha 2020, Printed in Japan

ISBN 978-4-7825- 3545-5　C0036

乱丁、落丁本はお手数ですが当社営業部宛にお送りください。
送料当社負担にてお取り替えいたします。
本書の内容の一部または全部を無断で複製、掲載、転載することを禁じます。